新版婴幼儿

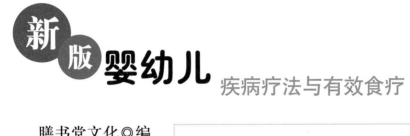

疾病疗法与有效食疗

膳书堂文化◎编

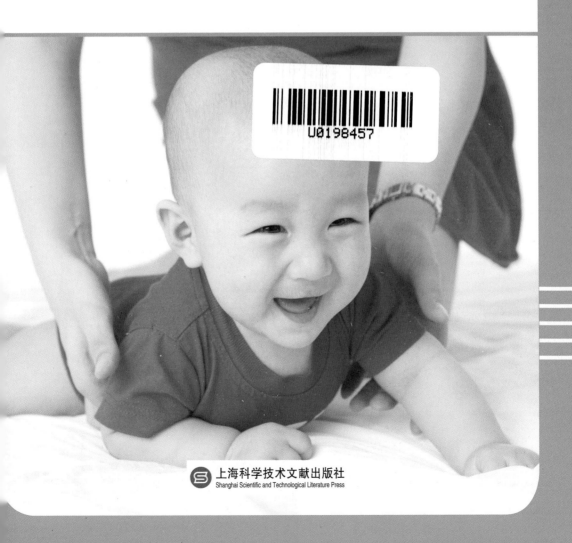

上海科学技术文献出版社
Shanghai Scientific and Technological Literature Press

图书在版编目（CIP）数据

新版婴幼儿疾病疗法与有效食疗／膳书堂文化编.
—上海：上海科学技术文献出版社，2017
（健康医疗馆）
ISBN 978-7-5439-7442-5

Ⅰ．①新… Ⅱ．①膳… Ⅲ．①小儿疾病—治疗②小儿
疾病—食物疗法 Ⅳ．① R720.5 ② R247.1

中国版本图书馆 CIP 数据核字（2017）第 125991 号

责任编辑：张 树 于学松 李 莺

新版婴幼儿疾病疗法与有效食疗

膳书堂文化 编

*

上海科学技术文献出版社出版发行
（上海市长乐路 746 号 邮政编码 200040）

全 国 新 华 书 店 经 销

四川省南方印务有限公司印刷

*

开本 700×1000 1/16 印张 9 字数 180 000
2017 年 7 月第 1 版 2017 年 7 月第 1 次印刷
ISBN 978-7-5439-7442-5

定价：29.80 元

http://www.sstlp.com

前言

健康医疗馆

现代社会中，婴幼儿疾病的发病率直线上升，严重威胁着孩子们的身体健康，使他们饱受病痛的折磨，也给患儿家长带来了极大的痛苦。许多患儿家长千方百计地求医问药，力图早日战胜疾病，使孩子再度恢复健康，可能都没有收到良好的疗效。

为了帮助婴幼儿患儿早日摆脱疾病的困扰，让他们朝气蓬勃地沐浴在阳光下，本书编者特地搜集了各方面的医学资料，以图文并茂、通俗易懂的形式，介绍国内外多种最流行、最有效的婴幼儿疾病特效疗法，其中包括饮食疗法、按摩疗法、推拿疗法、点穴疗法、拔罐疗法、

敷贴疗法、足浴疗法、音乐疗法、催眠疗法、抚触疗法、心理疗法、言语疗法、针灸疗法和刮痧疗法等。特别需要注意的是，采用这些特效疗法为婴幼儿治病的时候，须遵医嘱或在专业人士指导下方可进行，家长切不可擅自操作，以免发生意外。

俗语云：病来如山倒，病去如抽丝。由此可见，与病魔做斗争是一个长期的过程，首先需要患儿家长有着坚定的信念、顽强的意志，然后经过耐心的治疗调养，才能够最终痊愈；婴幼儿疾病就更需要采取科学有效的治疗方式，进行合理彻底的治疗，才能保证婴幼儿健康

苗壮地成长，这也正是本书的意义所在。

此外，需要指出的是：本书所介绍的治病方例和方法只能作为读者参考使用，一些药物剂量不具有普遍性。因此，建议读者在考虑应用时征询专业医生的意见进行施治，以免发生危险。

唯愿通过编者的努力能够为婴幼儿小患儿的康复带去一缕希望之光，助婴幼儿小患儿早日登上健康的彼岸。

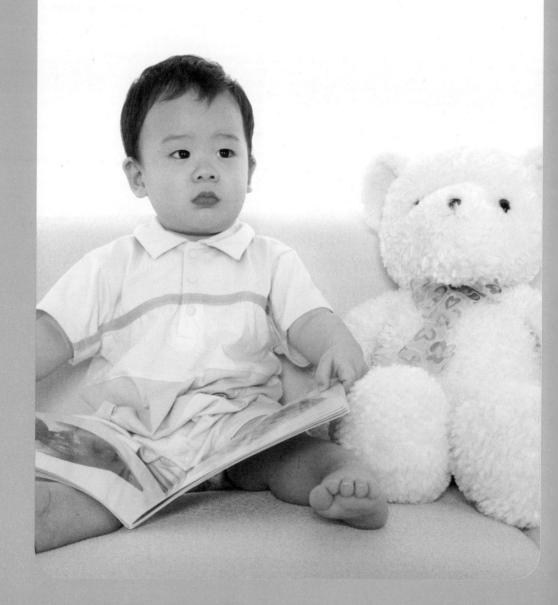

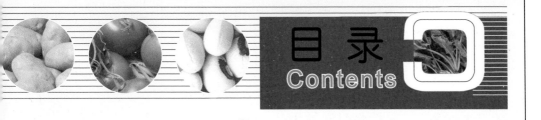

目 录
Contents

Part 1　上篇　婴幼儿疾病常识与预防　1

> 孩子是国家的未来，如何让孩子健康地成长是每个家长的心愿。若想拥有一个健康的宝宝，那就要对一些小儿易患病有一定的了解，因为只有了解才能预防。

Part**2** 中篇 婴幼儿疾病与饮食健康 69

婴幼儿因为生理功能发育不完善容易感染疾病，而婴儿的消化吸收功能又极弱，如果饮食不合理就会加大其染病的概率。

Part3 下篇 婴幼儿疾病的物理疗法 79

> 婴幼儿身体的抵抗力很差，易生病，在给婴幼儿药物治疗的同时，最好辅以物理治疗，让孩子的身体尽早强壮起来。

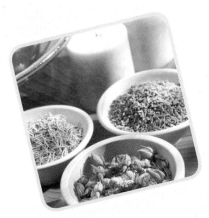

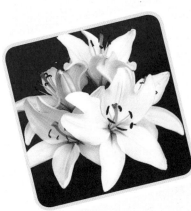

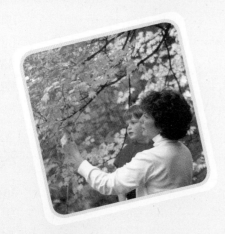
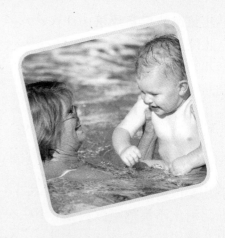

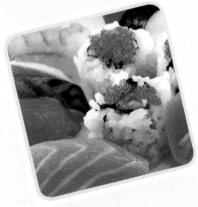
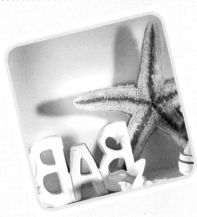

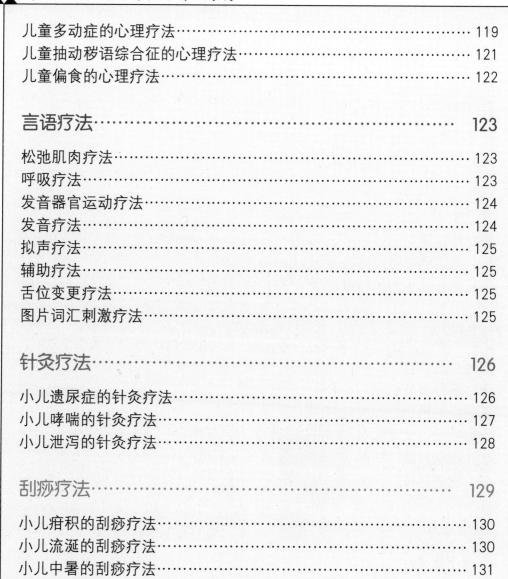

Part 1 上篇　婴幼儿疾病常识与预防

孩子是国家的未来，如何让孩子健康地成长是每个家长的心愿。若想拥有一个健康的宝宝，那就要对一些小儿易患病有一定的了解，因为只有了解才能预防。

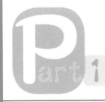
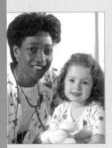
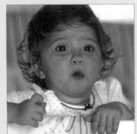
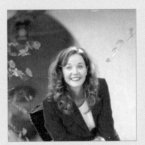
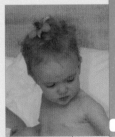
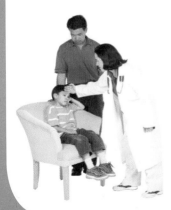

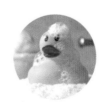
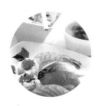

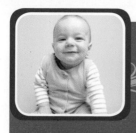

疾病常识

在对广大患儿的临床治疗过程中，医务工作者们发现，如果患儿家长对下述问题较为清楚，将在一定程度上提高治疗的成功率。

惊 厥

> 惊厥又称抽风、惊风，也称抽筋，是一种常见症状，以小儿为多见，特别是 3 岁以下的小儿更为常见。

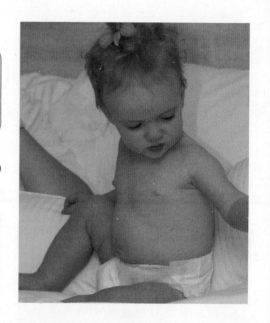

小儿惊厥的发病率是成人的 10 倍，其表现为意识突然丧失，多伴有双眼球上翻，凝视或斜视，面肌和四肢强直，痉挛或不停地抽动。发作时间可由数秒至几分钟。在此期间，病童可能会尿失禁，少数大便也失禁。

✖ 好妈妈手册

小儿惊厥怎么办？

小儿惊厥一旦发生，家长要保持镇静，不要大声叫喊，尽量少移动患儿，减少不必要的刺激。迅速将小儿抱到床上，使之平卧，解开其衣扣、衣领、裤带，让其躺在阴凉通风处，使其体温迅速下降。用纱布或手帕裹在筷子或牙刷上，塞在小儿上下牙齿之间，以防止咬伤舌头，保障呼吸畅通。让小儿的头偏向一侧，以免痰液吸入气管引起窒息，或呕吐物吸入肺内。快速及时地清除患儿口腔内分泌物，防止分泌物堵塞气管引起窒息。由于高热抽风容易反复发作，所以，有过高热惊厥的孩子一旦发热，应赶快吃些退热药和镇静药。如有必要马上送医院，以免发生意外。

如何防治小儿高热惊厥

对6个月～6岁的小儿平时应特别加强护理，注意营养均衡，增强体质，尽量减少发热生病，家里应常备退热药，如对乙酰氨基酚、布洛芬制剂；还应常备镇静剂，如鲁米那、非那根等。在患感冒或其他热性疾病初期，家长应给孩子反复多次测量体温，一旦发热至38℃，就应立即口服退热药物，以防体温骤然升高，引起抽搐。若体温偏高，可采用温水、酒精擦浴等物理降温方法。

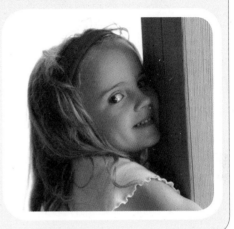

消　瘦

> 由于某种因素或疾病导致热量摄入不足或消耗增加，使体内脂肪或蛋白质减少，而导致小儿体重低于同龄儿15%以上，就要去医院检查治疗。体重性消瘦多开始于幼年，有家族史，无伴随症状的体征。

小儿消瘦与成人消瘦的区别：小儿消瘦多见于喂养不当或偏食、慢性胃肠病、肠寄生虫病、佝偻病、先天性重要器官畸形、结核病及精神因素等；青壮年消瘦多见于结核病、消化系统疾病、甲亢、糖尿病、慢性感染等；中年以上消瘦多见于恶性肿瘤、糖尿病等。

好妈妈手册

什么是小儿泄泻？

泄泻是导致小儿消瘦的原因之一。久泻和消化不良常使小儿颜面发黄，皮肤失去红润和弹性，额头双侧呈褐色。中医常诊为脾虚泄泻或小儿疳积。

吞咽困难

吞咽困难是食管疾病的常见症状。一般食物由口腔通过食管至胃的时间大约为6～60秒。当食物不能顺利下达胃部，在食管内停留时间延长，伴有梗阻感觉时，称为吞咽困难。

小儿吞咽困难常见原因：

新生儿或哺乳期的婴儿出现间歇性或经常性食后呕吐或吞咽困难，应

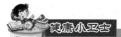

哪些因素会造成小儿吞咽困难？

咽喉及食管有病变时可出现吞咽困难。可因吞咽疼痛而妨碍进食，如扁桃体周围炎、急性会厌炎等。小儿咽喉脓肿时，可妨碍吞咽并多伴有呼吸困难。咽、食管有异物时，因疼痛或异物嵌顿可出现吞咽困难。

考虑先天性食管闭锁、狭窄、过短、过长或食管蹼等先天性食管疾病；小儿突然出现吞咽困难常由于异物阻塞。

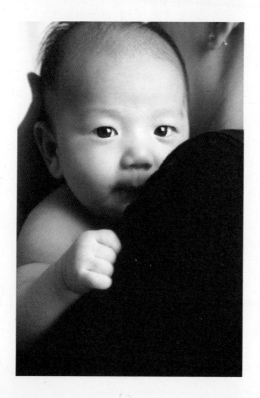

食欲不振

食欲即我们平常所说的"胃口"，是一种想吃食物的欲望。健康人有良好的食欲，既想吃又能吃，而且觉得味道很好。有病时常缺乏食欲，不想吃或稍吃就饱，而且觉得食之无味。因此食欲可作为健康的参数之一。

好妈妈手册

造成小儿食欲不振的情况有哪些？

良好的食欲是小儿健康的标志之一。引起食欲不振常见的原因是有不良的饮食习惯，实际上绝大多数食欲不振却是非病理性因素所致，小儿摄食量与年龄相当，由于遗传、环境、体型、活动量等方面的原因，每个小儿对营养需要量的差异也很大，有时妈妈们会过分担心小儿营养不足，不了解小儿的体格较小与家族性遗传有关，而误认为是进食过少引起，采取各种办法强迫小儿进食，总是记着古老的"良言"——"多吃一口是一口"的宗旨，这样反而会伤了宝宝的胃口。不良的饮食习惯、进食不定时、吃零食多、或摄入的食物中蛋白质或糖含量太高等，都会扰乱小儿消化吸收的固有规律，从而使其食欲减退。在断奶前后，辅食的更换和补充不当，会使婴儿对新的食物不适应，也可造成婴儿食欲不振。

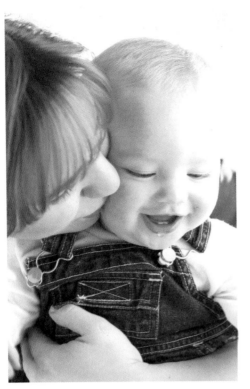

食欲不振是指对进食的欲望降低，严重者可完全不思饮食，这被称为厌食，是临床上极为常见的症状。食欲不振应与畏食相区别。食欲不振是由于各种功能性或器质性病变引起的胃肠道蠕动减慢及消化液分泌减少所致，空腹时也无进食的欲望。而畏食并非无食欲，而是恐惧进食，如胃溃疡患儿因进食后引起胃痛而惧怕进食。

腹　泻

腹泻可分为急性腹泻和慢性腹泻。急性腹泻多有较强的季节性，好发于夏秋二季。慢性腹泻是指反复发作或持续 2 个月以上的腹泻。

婴幼儿时期的腹泻是导致婴幼儿死亡的主要原因之一。腹泻在夏秋季节发病率最高，患儿年龄多在 1 岁半以下。目前婴幼儿腹泻从病因上可分为感染性腹泻和非感染性腹泻两大类，感染性腹泻是由细菌、病毒、真菌、寄生虫引起的，非感染性腹泻主要是由饮食因素和气候因素导致。婴幼儿腹泻主要以细菌病毒感染最为常见。

1 腹泻分类

（1）感染性腹泻

①肠道内感染。由于食物、奶瓶、

名家诊答

小儿食欲不振的解决办法

当感觉孩子食欲不振是由于疾病导致时，一定要尽早带孩子去医院诊治。小儿食欲不振在排除疾病所致的前提下，可以试用一些健脾胃的中成药。另外，小儿食欲不振跟缺锌有关。锌是人体内已知80余种含锌金属酶的组成成分或是其中的酶的激活剂，可通过其参与构成的含锌蛋白对味觉和食欲发生作用，从而促进食欲。因此，可以适当给幼儿服些补锌剂。

餐具消毒不严格，或食物腐败变质，被细菌病毒污染。

②长期应用抗生素或免疫抑制剂，使肠道菌群失调，导致真菌性肠炎。

③肠道外感染。婴幼儿患上呼吸道感染、肺炎、中耳炎、泌尿系感染，发热和病原产生的毒素影响肠道功能而发生腹泻。

（2）非感染性腹泻

①饮食因素：饮食不当或喂养方法不妥，会引起腹泻。进食过多、过少、不定时，奶粉冲得不匀、加糖过多，过早添加蛋、菜、猪肝等辅食，突然断奶，都可能引起婴幼儿腹泻。

②气候影响：受凉或受热均可导致婴幼儿肠道功能紊乱，引起腹泻。

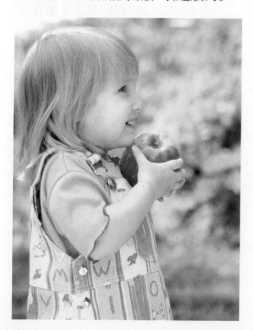

健康小卫士

慎重对待婴幼儿秋季腹泻

由于小儿胃肠功能较弱，胃肠道的抵抗力差，因此秋天是婴幼儿腹泻的多发时期。发病后症状较重，家长应对此病有足够的重视，除了按医嘱给患儿治疗外，还应该注意以下几方面：

1. 严重腹泻有脱水症状的患儿应及时到儿童医院诊治，必要时应住院或输液治疗。

2. 饮食方面不必严格禁食，可以适当减少喂奶次数，喂食糖盐水，减轻胃肠道负担。

3. 患儿恢复饮食时，可喂米汤或稀释的牛奶，逐步恢复到正常饮食。

4. 患儿应注意休息，避免去公共场所，以免传染。

5. 要做好患儿的隔离工作，防止交叉感染，保持清洁，避免继发感染。

另外患儿还应加强体育锻炼，增强体质。

2 预防措施

想要预防婴幼儿腹泻的话，首先要严把入口关。注意餐具洗烫；让宝宝不吃或少吃生冷食物，避免食用富含脂肪的食物。其次，要注意给宝宝腹部保暖。

家长应尽量以母乳喂养，断奶要选择在晚秋早春季节；添加辅食不宜操之过急，要采用逐渐过渡的方式。人工喂养要注意食物和食具的消毒；托幼机构及医院应注意防止交叉感染，并应避免长期使用抗生素；适时给小儿增加奶量及辅食。

3 从大便性状看小儿腹泻

可以通过大便性状观察小儿腹泻的情况。大便稀薄或水样，多见于急性肠炎、变态反应性胃肠病；大便有黏液、脓血，以急性细菌性痢疾为多见；阿米巴痢疾，粪便呈暗红色果酱

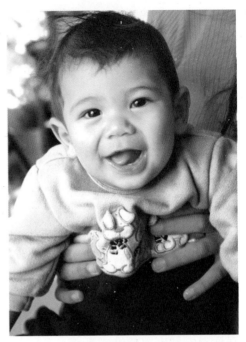

样，并有腐败恶臭味；金黄色葡萄球菌性肠炎，呈黄绿色水样便，内含蛋清样或黏液样物质；消化不良，大便呈稀水样，常带有泡沫；嗜盐菌性肠炎、急性出血性坏死性肠炎，粪便呈淡粉色水，并具有特殊的腥臭味；米泔水样便可见于霍乱、副霍乱与急性砷中毒。

纠正您的误区

饥饿疗法不可滥用

民间疗法对急性腹泻通常都采用禁食8～12小时的饥饿疗法。其实，这种"胃肠道休息"疗法是错误的。许多研究表明，即使是急性腹泻时，患儿胃肠道的消化吸收功能也并未完全消失，对营养物质的吸收仍可达到60%～90%。较长时间饥饿，不仅不利于患儿营养的维持，还会使原有营养不良者的营养状况进一步恶化，并影响肠黏膜修复、更新，降低小肠的吸收能力，使患儿免疫力下降，反复感染，最后导致"腹泻——营养不良——易致腹泻"的恶性循环。

遗　尿

遗尿俗称"尿床"，指睡眠时（尤其是夜间睡眠时）不自觉地排尿于床上。遗尿与尿失禁不同，后者是指泌尿系统或神经系统的某些疾病，使膀胱失去正常的节制储存

尿液的功能，从而造成尿液无时间性地、不由自主地流出。

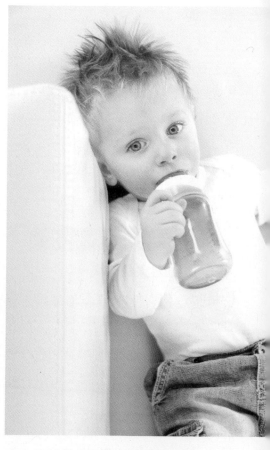

遗尿一般发生于3岁以上的儿童。睡眠中不自主排尿，多发生于夜间。轻者数夜一次，重者一夜多次。3岁以内儿童大脑发育不全、脑炎后遗症、尿路畸形等所发生的尿失禁，不属本症范围。若因白天游戏过度，精神疲劳，睡前多饮等原因而偶然发生遗尿者，则不属病态。尿常规检查正常。X线摄片，部分患儿有隐性脊柱裂，发生在腰椎或骶部。

遗尿症的关键在于肾之阳气不足，或肺脾气虚，累及肾脏，致肾气不足，单纯肺脾气虚比较少见。所以

好妈妈手册

小儿遗尿不可忽视

孩子到了应自控排尿的最佳年龄后仍有尿床现象时，家长一定要高度重视并及早地给孩子治疗，不要让尿床的危害发生在您的孩子身上。首先您要保持良好的心态对待孩子尿床，对孩子进行心理疏导，多鼓励孩子，不要让孩子产生自卑心理，不能因孩子尿床而予以责骂，应当选择安全有效的药物。坚持按疗程用药，不要半途而废，否则会对孩子日后的健康成长造成威胁。

治疗的时候应该选用补肾固涩之品，根据具体的病情而灵活施治。

为什么遗尿症患儿秋冬季及阴雨天症状加重？

寒冷或凉气会使皮肤紧张，代谢缓慢，体温下降，毛孔紧闭，肾脏排出水分较多，尿量增加；膀胱遇到寒冷会因虚寒而致小便失禁。秋冬季节气温下降，寒冷增湿，使肾与膀胱阳气不足而虚亏，阴雨天气压相对低，湿度大增，寒湿相加导致膀胱的生理功能紊乱，所以遗尿症状会加重。

麻 疹

麻疹是以往儿童最常见的急性呼吸道传染病之一，其传染性很强，急性患儿是唯一的传染源。临床上以发热、上呼吸道炎症、麻疹黏膜斑及全身斑丘疹为特征。没有症状的感染患儿几乎无传染性，患病后可获得终生免疫。呼吸传播是麻疹的主要传播途径。从潜伏期末到初疹期，患儿鼻、口、咽和眼部黏膜分泌物中含有大量病毒，在咳嗽、讲话、打喷嚏时，病毒可随飞沫散布在周围空气中，经鼻咽部或眼结合膜侵入人体，也可借手的污染传播。麻疹的传染期通常为出疹前5天至出疹后5天，尤以出疹后1～2天传染性最强。

名家诊答

如何治疗小儿麻疹

1.患儿应卧床休息，隔离，室温保持在18～20℃，湿度为60%～70%，空气宜流通、新鲜，避免直接吹风。

2.要保持鼻、口腔、皮肤的清洁卫生。用生理盐水或2%硼酸液冲洗眼睛。

3.多喝温开水及热汤，有利于促进血液循环，使皮疹发透并排除体内毒素。如出现并发症，应及时治疗。

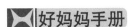

好妈妈手册

防治麻疹须知

孩子单纯出麻疹，无其他并发症，一般没有危险，家长不要慌张，按医生嘱咐在家对患儿进行细致护理，患儿便可很快恢复健康。急性期患儿有高热时，如按医生的嘱咐吃少量退热药，或用温水给患儿擦浴等，都可以使其体温下降，一般退至38℃左右即可。另外自从小儿普遍采用麻疹疫苗预防接种以来，城市小儿麻疹发病明显减少，不过在学龄期或青年期往往出现较多病例，这就需要在适当的年龄再进行免疫接种。

百日咳

百日咳是小儿常见的一种呼吸道传染病，其病源是百日咳嗜血杆菌，临床特征是：一连串的、反复的痉挛性咳嗽，并有深长的鸡鸣样回声。婴儿常不出现痉挛性咳嗽而以阵发性呼吸暂停为主要表现。病程一般可达2～3个月以上，所以有百日咳之称。

自20世纪80年代后，百日咳的

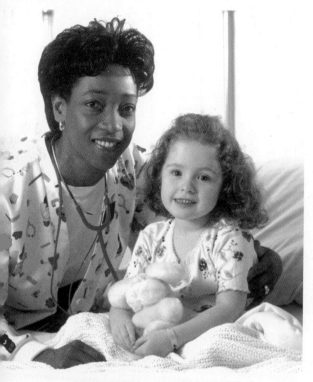

进行了调查，他们发现76% ~ 83%的百日咳是由家庭成员传给婴儿的，一半的婴儿的病源来自他们的父母。

　　百日咳的主要症状表现是咳嗽，咳嗽严重可产生多种并发症，肺炎是常见的一种。百日咳除咳嗽外，还会出现高热、气急等症状。过于剧烈的咳嗽会使毛细血管破裂而引起出血，最多见的是眼结合膜下出血，眼睛周围皮肤出现出血点，也有鼻出血、脑出血，或细菌毒素引起脑损害。由于病程拖延，夜间剧咳，睡眠不好，进食减少，再加呕吐，常使小儿健康受到影响，变得消瘦。

发病率呈逐年上升的趋势。据一项最新研究指出，通常是年长的家庭成员将这种疾病传播给婴儿，尤其是被感染的父母。研究人员对法国、德国、美国和加拿大的12所医院的91名不足6个月的婴儿的病例进行了研究。他们还对347名与孩子接触密切的人

白　喉

　　白喉是由白喉杆菌引起的急性传染病。其临床特征是咽、喉等处形成白色伪膜，同时还会有全身中毒症状，如发热、乏力、恶心、呕吐、头痛等，严重患儿可并发心肌炎和神经瘫痪。

患儿和带菌者是本病的传染源。潜伏期不具有传染性。主要由飞沫传染，玩具、衣服、用品等间接传播。全年都可发病，以秋冬和初春为多见。

白喉如何分型：

在临床上白喉可分为四种类型，咽白喉、喉白喉、鼻白喉和其他部位的白喉。

白喉分类一览表

咽白喉	咽白喉最为常见，轻型患儿发热和全身症状轻微，扁桃体稍红肿，其上有点状和小片状伪膜，数日后症状自然消失。一般型的患儿，逐渐起病，有乏力、恶心、呕吐、头痛、轻至中度发热和咽痛，扁桃体中度红肿，其上可见乳白色或灰白色大片伪膜，一般范围不超过扁桃体。伪膜开始较薄，边缘较整齐，不易剥去，用力擦可引起少量出血，并在24小时内又形成新的伪膜。严重型的患儿扁桃体和咽部水肿，充血明显。伪膜在12～24小时内蔓延成大片。患儿口腔有腐臭味，颈部淋巴结肿大。患儿咽部疼痛大都不显著。全身中毒严重患儿可有高热、烦躁不安、面色苍白、呕吐、心律失常等症。
喉白喉	喉白喉大多由咽白喉扩散至喉部所至，多见于1～5岁小儿。患儿起病较急，伴有发热、咳嗽、声音嘶哑，甚至失音，同时于喉部出现伪膜，常因水肿引起呼吸道阻塞，患儿吸气时可有蝉鸣音，严重患儿吸气时可见"三凹症"。
鼻白喉	鼻白喉较为少见，患儿全身症状较轻微，主要表现为浆液血性鼻涕。鼻前庭或中隔上可见白色伪膜。未经治疗患儿迁延不愈。
其他	其他部位的白喉极为少见。

▶ 给您支招

在治疗上，患儿应卧床休息和减少活动，一般不少于3周，伪膜广泛者延长至4～6周，同时要注意口腔和鼻部的卫生，在预防上患儿应及时隔离，直至局部和全身症状消失。患儿的分泌物、衣物和用品必须严格消毒。接种百白破三联菌苗进行免疫。

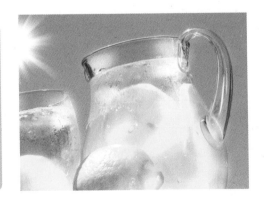

小儿麻痹症

小儿麻痹症即为脊髓灰质炎，是由脊髓灰质炎病毒引起的一种急性传染病。其临床表现主要有发热、咽痛和肢体疼痛，部分患儿可发生弛缓性麻痹。小儿的发病率明显高于成人。该病全年均可发生，但以夏秋季最为多见。患儿和无症状的带病毒患儿为本病的传染源，其传播途径主要是通过呼吸道传播。经口食入为主要传播途径。被病毒污染的双手、苍蝇等皆为传播途径，而饮水源污染则会引起爆发流行。

✕ 好妈妈手册

小儿麻痹症患儿的护理方法

心理护理：因患儿长期卧床而导致丧失活动能力和身体不适，给情绪造成很大影响，妈妈们应有足够的耐心和信心对待患儿，及时解除其不适，满足其日常生活需要，鼓励宝宝树立战胜疾病的信心。

饮食护理：发热期间给予营养丰富的流食或半流食，热退后改用普食。耐心喂养，对有吞咽困难及食后呛咳者，采用拍背、体位引流法防止窒息、止痛、保持关节功能，发生肢体瘫痪前常有感觉异常，受累肌肉明显疼痛。维持正常生命体征，检测体温，观察热型。绝对卧床休息直至热退、瘫痪停止进展。妥善安排好治疗护理，避免不必要的刺激。

 名家诊答

脊髓灰质炎的治疗方法

1. 一般治疗

卧床休息隔离，至少到起病后40天，这期间应避免劳累。肌痛处可局部湿热敷以减轻疼痛。瘫痪肢体应置于功能位置，以防止手、足下垂等畸形。

2. 推拿治疗

适用于年龄小，病程短，肢体萎缩不明显者。在瘫痪肢体上以滚法来回滚8～10分钟，按揉松弛关节3～5分钟，搓有关脊柱及肢体5～6遍，并在局部以擦法擦热，每天或隔日施治1次，妈妈们不妨学一学。

3. 其他治疗

注意营养及体液平衡，做好呼吸障碍的处理，重症患儿常出现呼吸障碍，引起缺氧和二氧化碳潴留，往往会导致死亡。首先要分清呼吸障碍的原因，积极抢救。必须保持呼吸道畅通，对缺氧而烦躁不安患儿慎用镇静剂，以免加重呼吸及吞咽困难。及早采用抗菌药物，防止肺部继发感染。

新生儿黄疸

黄疸是新生儿期常见的临床症状，新生儿黄疸是指新生儿体内胆红素过高而引起的一组疾病，严重时可导致新生儿神经系统受损引发胆红素脑病，影响新生儿智力发育，是严重威胁新生儿健康的"隐形杀手"。正常血清胆红素浓度为 8.55 ~ 17.10 微摩 / 升，由于血清胆红素浓度升高，巩膜、黏膜和皮肤黄染。当血清胆红素超过 34.2 微摩 / 升毫克时，临床上就有黄疸出现。

黄疸分为生理性黄疸和病理性黄疸：

① 生理性黄疸

在宝宝生后第 2 ~ 3 天开始出现黄疸并逐渐加深，在第 4 ~ 5 天黄疸较深，第 2 周后黄疸开始减轻。其着色不会呈金黄色。主要分布在面部及躯干部、小腿、前臂及手、足心，这属于生理性黄疸。家长不必过分紧张。新生儿的生理性黄疸可以自行消退，消退后小儿体温正常，食欲好，体重渐增，大便及尿色正常。

② 病理性黄疸

产后 24 小时内即出现黄疸应视为异常。呈金黄色且遍及全身，手掌

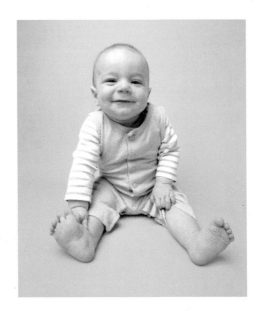

心、足底处较明显，黄疸持久，出生 2 ~ 3 周后黄疸仍持续不退甚至加深，或黄疸减轻后又加重。伴有贫血或大便着色变淡，体温不正常，食欲差及呕吐等。

③ 病理性黄疸的护理

如果发现小儿有病理性黄疸的迹象，应立即到医院诊治。引起新生儿病理性黄疸的原因主要有母亲与胎儿的血型不合引起的新生儿溶血症、感染、出生时窒息、先天性甲状腺功能低下（克汀病）、先天性胆道畸形和母乳性黄疸等因素。母乳性黄疸一般不会造成不良后果，诊断明确后不必停止母乳喂养。新生儿病理性黄疸应重在预防，如孕期防止弓形体、风疹病毒的感染，尤其是在孕早期防止病

毒感染；出生后防止败血症的发生；新生儿出生时接种乙肝疫苗等。妈妈们要密切观察孩子的黄疸变化，如发现有病理性黄疸的迹象，应及时送医院诊治。

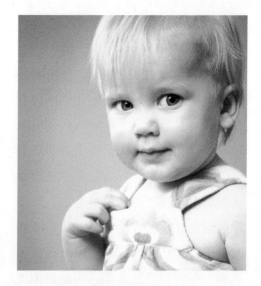

新生儿毒性红斑

新生儿毒性红斑为良性、能自愈的皮肤疾病。病因不明，可能为胃肠道吸收某种致敏原或因母体内分泌的激素经胎盘或乳汁进入新生儿机体内引起变态反应所致，也可能与出生后突然受到空气、阳光等的刺激有一定

关系。皮疹为孤立散在的红斑，直径从1毫米～2厘米不等，多呈小的点片状或片状分布，偶尔相互融合，压之褪色。在红斑中心可见色淡的风团高出皮肤表面，也可见丘疱疹、毛囊性脓疱及散在丘疹。不需药物治疗，通常于7～10天后自愈。

深度调查：

2001年2～6月某医院住院分娩新生儿220例，其中男婴114例，女婴106例，均为足月分娩婴儿，发生新生儿毒性红斑共74例，总发病率为33.64%，其中男婴42例(36.84%)，女婴32例(30.19%)，卡方检验差异无显著性($x2=1.09$，$P>0.05$)。皮疹多发生于产后第1～2天，占82.43%(61/74)，起初表现为弥漫性潮红斑，继而出现散在的充血性红斑，直径约1厘米或更小，重者在红斑中央可发展为风团或中央出现豆疱疹及无菌性小脓疱，有的泛发全身或融合成片。

先天性心脏病

先天性心脏病，简称先心病，是指在胎儿时期心脏或出入心脏的大血管的形成和发育障碍，以致两者变异畸形。它的发病率居小儿各种心脏病的首位，是先天性畸形中最常见的类型。

内在遗传因素

据临床学家调查确定，先心病

患儿的亲属中，患有同型或相似类型的先天性心脏病者较一般人群高数倍至数十倍。据统计，一般人群中先天性心脏病的发病率为 0.5% ~ 0.8%，在先天性心脏病的亲属中发病率为 1.5% ~ 5%。

（1）怀孕第 2 ~ 8 周是心脏发育的关键时期，此阶段孕妇受某些因素的影响就有可能导致胎儿心血管畸形。对先天性心脏病住院患儿的调查表明，一半左右的母亲在妊娠 2 ~ 3 月时有过严重的病毒感染，其中巨细胞病毒占 70%。

（2）其次为柯萨基病毒、亚洲流感病毒、乙型肝炎病毒、风疹病毒等。病毒的感染者在妊娠早期接受放射线的照射，也有可能引起胎儿心血管的畸形。

（3）孕妇在妊娠 17 ~ 60 天内服用抗癫痫药物、抗癌药物、免疫抑制剂，以及甲糖宁、奎宁等药物，也可引起胎儿心血管的畸形。

（4）母亲患有先天性心脏病，并存有染色体异常者，遗传给子代的可能性也很大。

外在影响因素

先天性心脏病患儿症状的出现和缺损的程度有关，缺损越严重，影响心脏功能越大，症状就越明显。症状多数从幼年开始，有易疲劳，活动后气急和心慌，发育不良，容易患肺炎等症状和特征，严重者可出现心力衰竭。先天性紫绀四联症患儿自幼即有紫绀，体力极差，多活动即气喘而需蹲下休息，故不喜欢活动。先天性心脏病患儿易并发细菌性心内膜炎。多数有特殊的杂音，检查心脏时即可发现。法乐氏四联症患儿皮肤、黏膜、甲床发生紫绀，手指、足趾呈鼓槌状。大多数先天性心血管畸形，可以通过心脏 X 线检查出它们的变化；心脏导管检查可以了解心脏和大血管里有无血液循环途径及压力的改变，可以确诊多种先天性心血管病。此外心脏血管造影、心电图、超声心动图等项检查都对诊断有帮助。

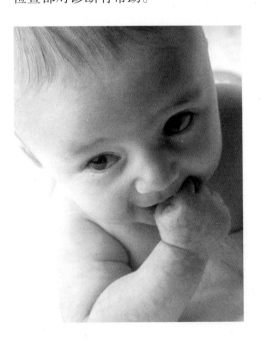

先天性心脏病的治疗包括药物治疗和手术治疗两部分：

1 药物治疗

这是一个不可缺少的环节。虽然大部分先心病都需手术治疗，但离开了合理用药也会事倍功半。如能及时合理地使用抗菌素或抗病毒药物，对积极防治呼吸道感染和细菌性心内膜炎有很大意义。对经常有青紫缺氧发作的法乐氏四联症患儿，术前如能服用心得安，帮助解除右心室出口处肌肉痉挛，减少缺氧发作，即可为手术创造良好条件。

2 手术治疗

如病情较轻、缺损小，对小儿

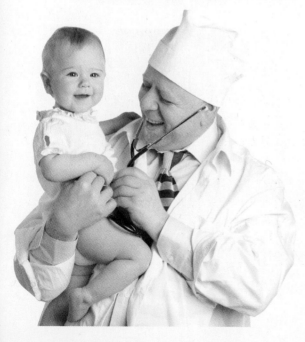

生长发育影响不大，短期内疾病演变不明显，可不必急于手术。如小型室间隔缺损，有自然闭合的趋向，若到6～7岁仍未闭合，再手术治疗也为时不晚。对于大型缺损、易产生肺动脉高压和心衰的这类患儿宜早期（可在2岁以前）做手术，否则可能丧失手术机会。对于严重畸形和复杂畸形的先心病，需在出生后即进行手术矫治。有时也可分两期进行，第一期以减轻症状为目的，长大后再做第二期根治手术。

小儿异食癖

异食癖又称嗜异症，是指小儿在摄食过程中逐渐出现一种特殊的嗜好，对通常不应吃的异物，进行难以控制的咀嚼与吞食。这是一种心理失常行为，往往与不正常的家庭环境有关。初期可因无人照顾，私自摄取异物，日久成为习惯。另外，小儿如感染了寄生虫（如蛔虫、钩虫等）或缺锌、缺铁等，也可引起小儿异食癖。

异食癖症状

患有异食癖的小儿既不爱吃饭，也不爱吃零食，而是喜吃一些纸团、土块、肥皂、纽扣、头发，甚至自己的大便。对较小的物品吞食下去，较大物品则舔吮或放在口里咀嚼。异食癖患儿常伴有食欲减退、疲乏、腹痛、呕吐、面黄肌瘦、营养不良、便秘等症状。

异食癖患儿应补锌、铁

1.缺锌者，每天每千克体重给1毫克锌，用葡萄糖酸锌冲剂或硫酸锌糖浆，连服1～2个月。改善贫血，饮食中注意给予含铁食物，如瘦肉、猪肝、蛋黄、菠菜等。

2.口服硫酸亚铁片，用量每天每千克体重30毫克，分3次服用。必要时可驱虫。此外，可使用较强的兴奋性条件反射方法（如美味食品）来解除嗜异性。

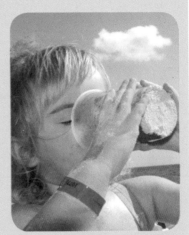

3.用斥责、体罚患儿的方法，有时不但不能解除异食习惯，反而促使他们暗中偷食这些异物，所以斥责、体罚并不可取，这一点必须引起年轻父母的重视。

✖好妈妈手册

如何为小儿补锌？

小儿缺锌的主要表现为纳呆、厌食、味觉减退，部分患儿有异食癖或反复发作的口腔溃疡。生长速度减慢，身材矮小、消瘦，下肢水肿，细胞免疫功能低下，所以会有上呼吸道感染和腹泻。缺锌一般多见于纯奶粉喂养，没有及时添加辅食和以谷类为主食的婴幼儿。初乳含锌量为成熟乳的6～7倍，更应哺喂。年长儿应纠正偏食、挑食、吃零食等不良习惯；要注意补充各种含锌丰富的食物，如精肉、肝脏、鱼类、蛋黄等。豆类含锌丰富，但其外皮含多量植酸和纤维素可妨碍锌的吸收，若加工成豆制品或经发芽、发酵处理，即可去除大部分植酸从而显著提高锌的吸收率。可每天供给婴儿不少于3～5毫克的锌，小儿及少年不少于10～15毫克。药物首选硫酸锌或葡萄糖酸锌等制剂，按元素锌计算每天每千克体重给0.5～1毫克，疗程1～3个月。每月应监测血清铁或血红蛋白、血清铜等，轻度下降者可补充含铁、铜丰富的食物，下降明显者可加用铁、铜等制剂。

佝偻病

佝偻病是由于缺乏维生素D引起钙磷代谢失常而发生的以骨骼生长发育障碍为主的全身性疾病。多发生于3岁以下小儿、早产儿及双胞胎。

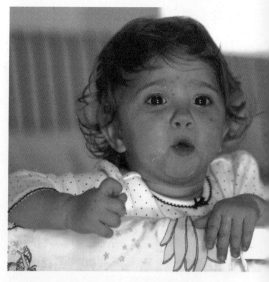

引起小儿佝偻病的因素有：

1 日光照射不足

阳光中紫外线照射人的皮肤后，可使皮肤中的7-脱氢胆固醇变成维生素D。由于婴儿不会行走，缺少户外活动，且紫外线不能透过玻璃窗，所以婴幼儿常日光照射不足。如果是在冬季或长期梅雨季节的地区，或空气中烟雾、粉尘太大，紫外线的照射都会明显减少，从而使维生素D的来源受到很大影响。

2 食物中维生素D的含量不足

婴儿的主食是奶类，人奶和牛奶中含维生素D量都很少，不能满足小儿生长发育的需要。既无太阳照射，又未补充鱼肝油、蛋黄、肝类等含维生素D丰富的食物，则易患佝偻病。

3 生长发育过速

骨骼的生长速度与维生素D和钙的需要量成正比。婴儿期生长发育的速度快，骨骼也长得快，维生素D的需要量大，佝偻病的发病率也高。2岁后生长速度逐渐减慢，需要量相应减少，佝偻病的发病率也会降低；早产儿出生后长得更快，因此发病的机会最多。

4 其他疾病的影响

从食物或皮肤来的维生素D，必须要经过肝脏与肾脏处理后，才能发挥作用。若胃肠或肝、肾有病，则影响维生素D的吸收和转化，均易发生佝偻病。

佝偻病的防治措施：

1 多晒太阳

人的皮肤晒太阳后能产生维生素D，这是大自然赐予小儿生长的一种天然方式。据报道，晴天暴露于阳光下，1平方厘米的皮肤，3小时可产生维生素D20国际单位，婴儿面颊如每天接受日照，可生成维生素D400国际单位，足够预防佝偻病。

2 补充钙剂

服钙片、钙粉和活性钙等，每天2～3次，连续1～2个月。剂量视小儿缺钙情况和钙制剂而定。

3 补充维生素D

现代医学表明，婴儿缺钙的根本原因是钙吸收、利用不充足，故应补充维生素D。一般在婴儿出生30天左右就应加浓鱼肝油滴剂，早产儿更应及时补充。开始时每天喂2滴，以后逐渐增加到3～4滴（浓鱼肝油滴

剂每克含维生素D5000国际单位，1克约25滴）。

4 多食高钙食物

多选用含钙丰富的食物作为小儿的辅助食品。胡萝卜、小白菜、芹菜茎等钙含量较多，可用文火熬汤给婴儿喝。鱼汤、肉汤和骨头汤中稍加一点醋，钙就容易溶解在汤里，稍大一点的小儿可用多种汤来补钙。

5 注意护理

在护理患儿时，不要使患儿勉强坐、站或走，以防止发生畸形。已发生的畸形，如果不严重，经治疗后可逐渐恢复。

小儿脊柱弯曲

人的脊柱是躯干的中轴和支柱，是连接上体和下体的枢纽。具有支持体重、传递压力、缓冲震荡、保护脊髓和内脏等功能。从人体的正面和背面看，脊柱是垂直的；从侧面看，脊柱有4个生理弯曲，即颈弯、胸弯、腰弯和骶弯。颈弯和腰弯向前凸，胸弯和骶弯向后凸。如脊柱胸弯过分后凸，使背部凸起呈驼峰状，则叫做驼背，俗称罗锅；如脊柱向左或向右弯

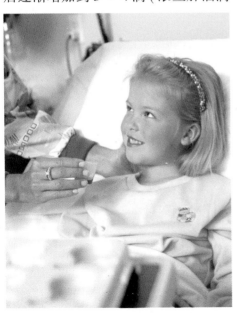

曲，称为脊柱侧凸。脊柱后凸和侧凸，不但会导致胸廓变形，躯干扭曲，甚至会使心脏和肺受挤移位、变形，严重损害患儿的身体健康。脊柱弯曲仅是某一种疾病的体征，并不代表某一种疾病。其病因是多方面的，到目前为止，尚有80％的侧凸病因不明。这一大类的侧凸病例，目前暂称为原发性或病因不明的侧凸。

小儿脊柱弯曲的常见病因有：

1 先天性脊椎发育不全

先天性半椎体，或楔形椎体，或椎弓及其附属结构发育不全，均可引起极严重的脊柱侧凸。此种畸形多发生在胸腰或腰骶部位。

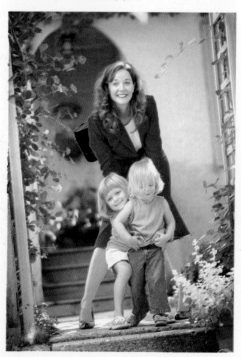

健康透视

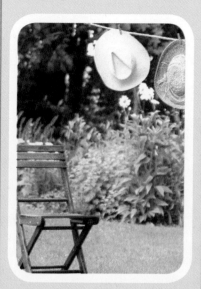

如何防治小儿脊柱弯曲？

应坚持做矫正操，以加强腰背肌、腹肌、髂肌及肩部肌肉的锻炼，目的在于增强肌力，增加脊柱的活动度和改进姿势。同时还要注意纠正一肩一臂用力的习惯，背书包或挎包、挑或扛重物、手提重物时，都应两侧互相轮流，尽量使两肩两臂受力均衡。平时走路、站立、坐下，也要注意纠正身体向一侧歪斜的习惯。经常保持上身正直、挺胸，让两肩平齐。

原发性和先天性脊柱侧凸，凡侧凸弧度较大（超过40度）应考虑手术治疗，手术年龄可适当提前至6岁或更小。侧凸弧度小者可佩戴矫形支架。

2 麻痹性侧凸

小儿麻痹或脊髓灰质炎引起的一侧背伸肌或一侧腹肌麻痹，由于肌收缩不平衡，脊柱便发生了侧凸，而且年龄越小，造成的侧凸畸形越严重。成年患儿往往不发生侧凸。

3 胸原性侧凸

小儿脓胸或胸廓改形术后，胸壁纤维组织挛缩，牵动肋间隙而形成侧凸。

4 其他脊柱后凸

因为肩背挑扛重物，重量压在脊柱上，久而久之，脊柱就向后下方弯曲变形；坐、立姿势不正确，喜欢睡软床，也能导致小儿脊柱弯曲。

小儿地图舌

小儿地图舌的临床表现主要是舌背上有不规则的圆形红斑，边缘呈黄白色稍凸起，形似地图。由于丝状乳头剥脱而形成红色剥脱区，其边缘则为丝状乳头角化增厚所形成。这些白圈扩张到一定程度后，中间先恢复正常，白圈逐渐消失，这时看起来病已痊愈，但不久又从新修复的黏膜开始剥脱，如此反复发作，似在游动变化，

好妈妈手册

如何治疗小儿地图舌？

地图舌患儿应少吃刺激性食物，平日可用碱性漱口水，如2％硼酸钠液等。消化不良可给一些帮助消化药如乳酶生、酵母等，注意饮食卫生，吃一些易消化食物，及时纠正消化系统疾病，有皮肤病应及时治疗。

故又称游走性舌炎。地图舌有时与裂纹舌同时发生，或伴有皮肤病，如牛皮癣等。自觉症状不明显，不痛，但有时发痒，遇发物（刺激性食物）偶有烧灼感。好发于体弱或消化不好、食欲不佳的小儿。有时可自愈，对健康无明显影响，小儿饮食正常，不影响生长发育。

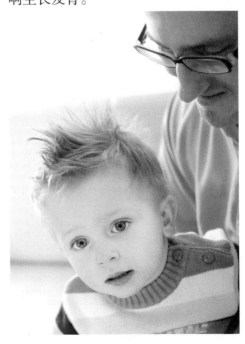

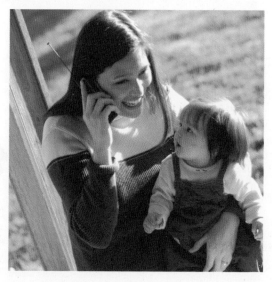

舌系带过短

舌系带是长在舌头下面与口底部相连接、形似带子的东西。舌系带过短主要表现为舌不能正常地自由前伸，勉强前伸时舌尖部形成 W 状，中间舌线牵连着舌尖使舌不能上抬、上卷。小儿说话时个别字音说不清楚，如姥姥、叔叔、哥哥等，但不会导致不能讲话。婴儿出生后 5～6 个月下门牙已长出，舌系带不下降，仍附着于下门牙舌面龈缘处，使舌运动成紧张状态，即需要做舌系带切断手术。如小儿超过 1 岁，舌系带逐渐变厚，用简单的切断方法即不适宜，切断后伤口大，需缝合，小儿配合不好，伤口易结疤瘢，舌仍不能前伸，达不到治疗效果。6～7 岁小儿，配合较好，

可做舌系带延长术。术后可让患儿进行伸舌、舌尖抬高的运动，并同时加强语音训练。

唇裂与腭裂

唇裂和腭裂是一种先天性的唇部和腭部的裂隙畸形，会影响美观、语言和哺乳吸吮功能。

唇裂与腭裂是由于母体在怀孕期间受到某些病理性刺激或遗传因素，使胚胎正常发育受到干扰，以致胚胎时期不能按照一般规律生长发育而造成。裂隙的范围大小不一，程度也不相同，有一侧的或双侧的，有完全性裂开和不完全性裂开。有相当多的患儿是同时患有唇裂和腭裂，而且合并有鼻翼塌陷、鼻孔异常、牙齿排列异

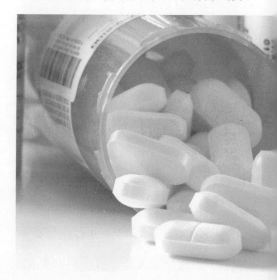

常等畸形。完全性唇裂和腭裂均可影响患儿进食及发音。新生儿阶段吮奶困难，小儿因口腔负压减低，鼻咽腔与口腔相通，吮奶无力且常呛咳，奶液自鼻腔喷出，引起上呼吸道感染和肺炎的机会相对增多；发音不清，说话带有开放性鼻音；说话含混不清，难以听懂。

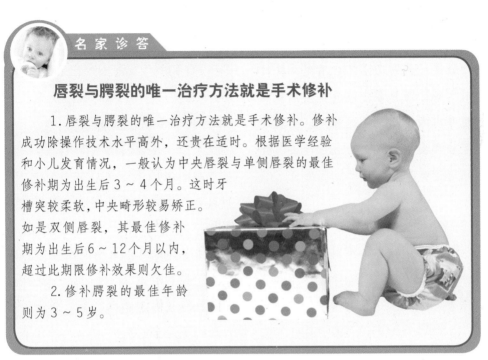

名家诊答

唇裂与腭裂的唯一治疗方法就是手术修补

1.唇裂与腭裂的唯一治疗方法就是手术修补。修补成功除操作技术水平高外，还贵在适时。根据医学经验和小儿发育情况，一般认为中央唇裂与单侧唇裂的最佳修补期为出生后3～4个月。这时牙槽突较柔软，中央畸形较易矫正。如是双侧唇裂，其最佳修补期为出生后6～12个月以内，超过此期限修补效果则欠佳。

2.修补腭裂的最佳年龄则为3～5岁。

脐 疝

脐疝为婴儿的常见病，婴儿脐带脱落后，局部瘢痕愈合，该处形成一薄弱区，且其两侧腹直肌前后鞘在脐部未合拢，当腹内压增高，如哭闹、咳嗽时能使肠管通过薄弱的脐环向体表凸出，形成圆球状的突出物，这就是脐疝。随着年龄增长，腹肌渐发达，脐环常能逐渐缩窄而闭合，婴儿脐疝大多能自愈。

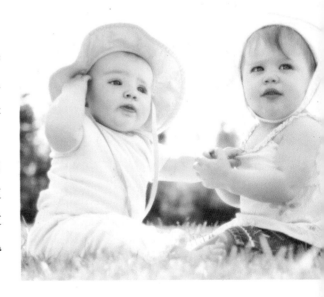

小儿多动症

小儿多动症又称为脑功能轻微障碍综合征，是近年来颇受关注的一种边缘性神经精神异常，多在学龄期才被发现。早产儿及男孩发病率较高。病因尚不完全清楚，就目前所知，与异常分娩或出生后最初几年内的小儿曾患过脑炎、脑膜炎等脑部疾病，以及与近亲结婚所致的遗传变异等因素可能有关。

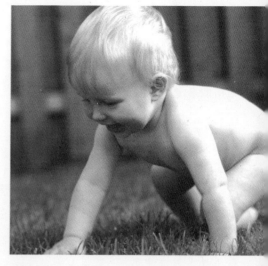

多动症的主要症状：

（1）注意力不集中，上课时不能静坐听讲，易受外界环境干扰，易被各种声音或事物所吸引，经常东张西望。

（2）做作业时边做边玩，写字潦草，粗心大意，任性倔强，好冒险，又不能持久，做事情常虎头蛇尾。

（3）容易冲动，喜欢惹是生非，破坏课堂纪律，影响别人学习。说谎，逃学，偷东西，和旁人相处不好。常有一些不良习惯性动作，如挖鼻孔、咬指甲等。

（4）画图及唱歌的能力差，分不清左右，有时写字笔画反转，且不易纠正。

（5）多动症患儿智商多正常或接近正常，但均有不同程度的学习困难，学习能力差，如家长和老师严加督促或鼓励，学习成绩可有一时性提高，稍一放松即迅速下降。

▶ 给您支招

如何防治小儿脐疝？

脐疝嵌顿时应立即送往医院，争取尽早手术治疗。若嵌顿时间超过6小时，可引起肠管坏死。但如果脐环过大就难以自愈了，需要手术修补治疗。

患有脐疝的小儿，应设法避免哭闹、便秘、咳嗽等情况出现，因为这会使腹压增高，加重脐疝，影响脐环的愈合。如脐疝过大可用纱布包裹腹部，但注意不要过紧，以免引起不必要的麻烦。或用橡皮膏固定腹壁以促其愈合。患儿2岁以上脐环直径超过2厘米或内脏与脐疝疝囊有粘连而使疝内容物不能完全复位时，建议施行脐疝修补术。

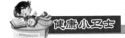
药物治疗小儿多动症

哌醋甲酯（利他林）、苯丙胺等中枢兴奋药能提高神经中枢觉醒度，增强对运动功能的控制能力，对多动症有较好的治疗效果。6岁以下小儿不需要药物治疗，6岁以上的小儿若有活动过度，注意力下降，且对学习产生严重影响的可使用药物治疗。每天早晨上学以前服1次，如果疗效不能维持到下午，下午上学前再服1次。节假日或不上学时均停止服药。利他林和苯丙胺等药物应遵照医嘱谨慎服用。一般不良反应不多，常见有轻度消化道症状，如食欲不振、恶心、呕吐，其次是情绪不稳、烦躁、头痛、失眠和脸色苍白等。不需要特别处理，服药7～15天左右逐渐适应。患儿的药物治疗，必须在医生指导下才能取得预期的效果，家长不可随意用药。

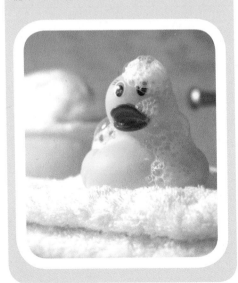

如何治疗小儿孤独症？

孤独症患儿不宜长期住院治疗。父母应该和患儿一起住院一段时间，并学会教育患儿的方法，树立教育患儿的信心。有时看起来是非常简单的基本生活技能和习惯，患儿可能需要半年甚至更长的时间才能学会。父母要有耐心。需要付出加倍的努力，随时观察小儿的表现，找出问题的症结，订出目标与计划，同医生密切合作，帮助小儿踏上健康成长的道路。

（6）情绪不稳，易激动，易急躁，常常为一点小事大哭大闹，甚至在冲动情况下出手伤人。

爱心提醒：

教育和惩罚都无明显效果。在治疗中家长和老师密切合作十分重要。不要惩罚责骂，应多给予关心，让患儿了解上述表现是病态，否则会加重病情。对学习困难的患儿，要耐心地反复多次讲解，稍有进步，应予鼓励，以提高其学习的信心。还可以从游戏和体育活动中培养他们团结友爱、遵守纪律、爱集体、爱劳动的良好品德。

上篇 婴幼儿疾病常识与预防

25

小儿孤独症

　　孤独症是一种综合征。小儿孤独症又称自闭症，是一种起始于幼儿期的严重全面发育障碍，以语言障碍和社交障碍最为常见，对患儿的生活和学习影响较大。发病率约为0.4%，在2岁半以前就出现症状，主要表现为人际关系障碍。患儿很少哭泣，面无表情，7～8个月时仍不能辨别父母，模仿能力极差，对外界表现淡漠，对周围的人及玩具不感兴趣，甚至连父母也不愿意亲近；一旦开始走路就会不停地、随心所欲地走和跑，全然不理会家长的召唤。随着年龄的增长，症状也越加明显。

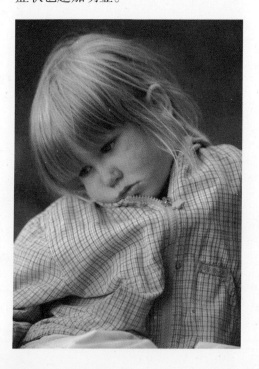

好妈妈手册

如何护理治疗奶癣患儿？

　　对患奶癣的小儿应积极治疗，注意皮肤护理，避免摩擦或使用热水、肥皂，衣着应轻软、宽松和清洁。丝毛织品和有颜色的衣着不要直接接触皮肤，避免日光等直接照射。大部分奶癣患儿随着年龄增长，半年左右都能好转，最后痊愈。

奶　癣

　　奶癣，医学上称为婴儿湿疹，病因目前认为主要与过敏性体质有关。

爱心提醒：

　　儿科医学专家指出，妈妈生气时不要给宝宝哺乳，因为人在生气的时候，可兴奋交感神经系统，使其末梢释放出大量去甲肾上腺素，同时肾上腺素髓质也大量分泌肾上腺素，而这两种物质在人体内分泌过多，就会产生心跳加快、血管收缩、血压升高等症状，生气时分泌的有害物质将通过乳汁被宝宝吸收，使宝宝的免疫力下降，消化功能减退，生长发育迟滞，危害妈妈及宝宝的健康。

如何防治小儿奶癣?

　　患奶癣可能是患儿具有先天性过敏体质,其皮肤对体内外致敏因子具有较高敏感性,特别是对某些物质易于发生过敏反应。对以奶类食品为主食的婴儿来说,得了奶癣是否还能吃奶,取决于过敏源。引起小儿发生奶癣的食物不外乎牛奶、母乳或添加的辅食。

　　若怀疑是牛奶过敏,可将牛奶多煮沸几次,以破坏致敏的蛋白质,然后再喂小儿;或者用豆奶、奶糕等代乳品来替代牛奶喂养。

　　如果与母乳有关,那就是和母亲的膳食有关。这时母亲就不应该吃鸡蛋、鱼、虾、蟹等食物,以免致敏物质通过乳汁进入小儿体内而诱发奶癣。另外哺乳的母亲千万不要盲目地停止母乳喂养,因为母乳是婴儿最佳的天然食品,不仅营养丰富,容易消化吸收,而且母乳中含有大量的免疫球蛋白,可增强婴儿的免疫力,提高机体的抗病能力,促进小儿的生长发育。

　　如果既不是牛奶,也不是母乳,而是对添加的其他辅食过敏所致的奶癣,只要限制过敏辅食的摄入即可。

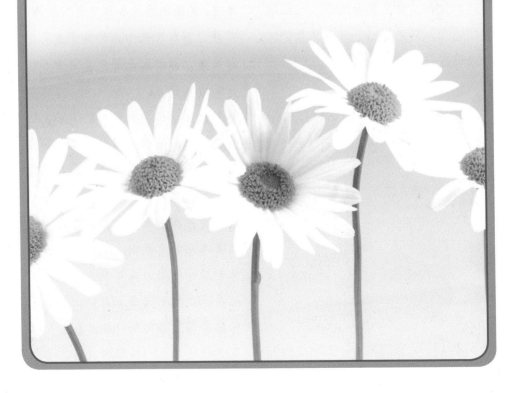

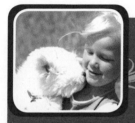

小儿护理与保健措施

对幼儿的护理和保健是每对父母都非常重视和关心的问题，但在具体操作时，很多家长都变得手足无措，生怕哪里做错了给宝宝的健康造成隐患，本节将为您介绍这些内容。

怎样预防小儿偏食

医学专家认为，偏食糖类可使小儿发胖，出现龋齿，甚至产生精神性烦躁症；偏食盐可导致青年期以后的高血压；而各种偏食均有可能造成小儿营养不良，并对其视觉、听觉和嗅觉的发展都有重大的影响。所以劝告年轻的父母，注意婴儿的糖、盐摄取量要适当，并适当给予其各味食物，使之有良好的味感，能在小儿期摄取

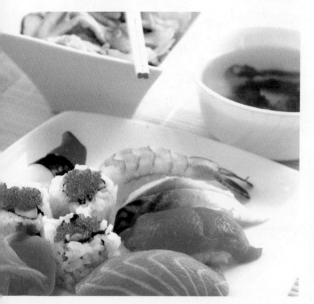

人体生长发育必需的各类营养物质，健康成长。

爱心提醒：

小儿在断乳以后，已开始形成比较完备的味觉，因此在婴儿期和小儿期，应注意给宝宝进食各种味道的食品，使他（她）能感知各种味道，并逐渐适应各种味道的刺激。这样，不仅可使小儿的味觉发育相对完善，同时也是避免其偏食和挑食的有效措施。一般说来，小儿们都喜欢味道较甜和较香的食品，因为这些食品在精神上和情绪上都能使他们产生良好的感受，同时也是能量和蛋白质的重要来源，但也不可过多地添加此类食品。另外，因为婴儿期极少或根本没有接触过苦味和酸味食物，成长至小儿期时对此类味道极不适应，所以，在他们味觉全部完善以前（即母乳期）便有意识地让他们接触酸、苦、香、

辣和咸味，既可预防今后出现偏食，又可增加各类营养物质。如，放有葱和盐的鱼汤、放有少量胡椒和辣椒的菜汤、放有米醋的汤面、淡茶和淡咖啡等，都少量给予。随着其年龄的增长再逐渐加量。在此期间还应注意，添加这类有味食品时，应以某一种味道为主，随时更换，切不可两种或两种以上味道并重，更不可较长时期只添加某一种有味食物。否则，非但达不到调整其味觉的效果，反而会助长其偏食习惯。

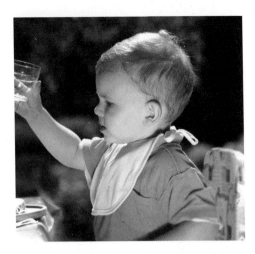

小儿呕吐怎么办

呕吐是一种症状，可见于多种疾病的过程中，如颅脑疾患、消化不良、急性胃炎、肠梗阻、肝炎、胆囊炎、胆道蛔虫、胰腺炎、幽门痉挛等。呕吐的发病一般不受年龄和季节的限制，但婴幼儿在夏季易于发生。小儿呕吐比较多见的疾病是急性胃炎、消化不良等，如能及时治疗，预后较好。

在护理时应该注意以下事项：

（1）哺乳时不宜过急，避免吞进空气。哺乳后可轻拍婴儿的背部，使吸入的空气得以排出。

（2）饮食宜定时定量，不宜吃得太饱，食物宜卫生、新鲜。不要过食熏烤、辛辣和肥腻的食物。呕吐症状较轻者可以吃容易消化的流质食物，宜少量多次进食。呕吐症状较重者，应该暂时禁食。另外呕吐时要让患儿侧卧，以防食物呛入气管。

（3）给小儿服药时药液不要太烫，服药宜缓，可采用少量多次服法，必要时可服一口停一会儿，然后再服。

在服用中成药的时候应该对症选药：小儿出生后因肚腹胀满而呕吐，可用一捻金；小儿因脾胃虚弱而呕吐，宜用附子理中丸；小儿受寒邪而呕吐，宜用藿香正气胶囊。具体剂量、用法请遵医嘱。

小儿消化不良怎么办

消化不良是婴幼儿夏季最常见的

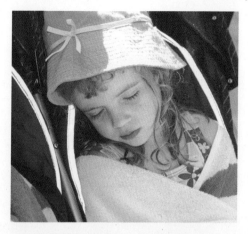

一种消化道疾病，主要症状为排绿色粪便，常伴有发热、呕吐、腹胀、哭叫不安及不吃奶等状况。预防小儿消化不良的方法是：对婴幼儿要尽量给予母乳哺养，不要在夏季让孩子断奶。喂奶要定时，不可一次喂太多，两次喂奶中间要让孩子喝点白开水。如果奶汁不够吃，可适当地喂些面汤、米汤、鸡蛋糕等容易消化的食物。断奶以后的孩子，要切实搞好饮食卫生，使孩子养成良好的饮食习惯，平时吃饭要定时定量，少吃油炸、煎的食品，不吃剩饭、剩菜和不清洁的食物。

另外，夏天晚上要给孩子盖好肚子，防止受凉。一旦孩子出现消化不良症状，首先要做的是调配饮食，限制进食的数量，多喝白开水。病情比较严重的话就要及早就诊。除此之外还需预防各种常见病和传染病，提高孩子胃肠道的消化机能。最后还应该

避免让孩子受到各种精神上的刺激，使其保持心情愉快。

怎么预防麻疹

冬春季节应该少去人多的场所，居室应经常通风，保持空气新鲜，麻疹患儿的用品应经过消毒处理，书本、玩具等可用阳光直接照射半小时以上，餐具可煮沸消毒。接触麻疹患儿后，应在户外暴露于日光或流动空气达20分钟以上，再去接触其他人。

如孩子没有接种过麻疹疫苗，又与麻疹患儿有了接触，应立即采取被动免疫措施，可起到短期预防效果。常用的制剂有胎盘球蛋白、丙种球蛋白、患过麻疹的成人全血或血浆，但用量足够才能见效。

如何从哭声异常看新生儿患病

新生儿啼哭是有规律的，碰到异常现象，必须耐心寻找原因。一时查不出原因的可暂且轻轻摸拍表示关心，或让其伏卧，啼哭常常就此停止。但继续观察仍很重要。切忌滥用镇静

剂而掩盖症状，以致延误诊断和治疗。当新生儿因病重而哭不动时更应引起重视。一般有破伤风时，常牙关紧闭，哭声往往压抑低闷。缺钙时，啼哭常以伴有烦躁不安神情的多哭为主，哭声嘶哑或伴有吸气困难。上呼吸道炎症时，啼哭常是阵发性哭泣或剧哭，同时伴有腹泻、便秘、腹胀、呕吐等症状。由于颅内压增高和脑膜刺激，往往表现为突然高声尖叫，但无回声。四肢外伤骨折、骨髓炎和皮肤肌肉软组织发炎往往在护理操作遇到病变处啼哭增多，并有带痛苦样的剧哭，肢体动作减少，哭声往往较低而短促，并带有喘气音。心脏病患儿在啼哭时常会有青紫加重。肺部疾病者在啼哭时因吸气增加，暂时减轻原有的面色紫红，不哭时紫红又加重。有心力衰竭时的哭声急促而单声，呈憋气紧迫状。

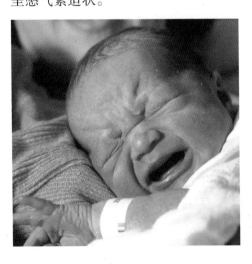

★ 专家提醒

新生儿常见的异常病理姿势

1. 新生儿经常往后仰头，平卧时常呈弓形，上肢姿势正常而两腿活动异常、张力低下，一只手呈正常屈曲状而另一只手伸直、不喜欢动、常下垂、向后挂。

2. 一侧手或脚不会动，局部有肿胀，移动或沐浴时哭吵。

3. 头喜欢偏向一侧睡而另一侧胸锁乳突肌处有一坚实的纺锤状肿块。

4. 一侧的髋关节屈曲成角，或两侧下肢在舒适的外展位置时有明显差异。

如何从姿势异常看新生儿患病

正常新生儿的仰卧姿势都是两手向上呈 W 型，两脚分开屈曲向下呈 M 型。如果手脚伸直下垂或将其向下拉直，自己不动无反应，这是异常状态。正常新生儿俯卧时头会自动侧向一边，该侧上肢往往伸向前上方，另一只手横向屈曲。假使在四肢能自由活动的情况下，俯卧时头不会侧向一边，对足月新生儿来说也属不够正常。因此同样要结合其他现象来综合观察，注意其发展，分析其原因。

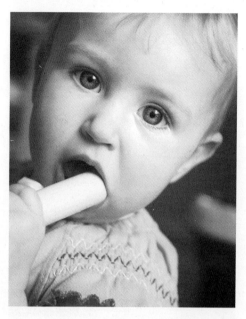

如何预防小儿中耳炎

中耳炎多发生于幼儿时期，一般是感冒上呼吸道急性炎症所造成的并发症，例如腮腺炎、麻疹、猩红热等小儿的热病，或严重的鼻炎、鼻窦炎、咽喉炎、扁桃腺炎等未能接受完全治疗的结果。

中耳炎常见的症状有耳痛、耳漏（俗称耳朵流脓），患儿常常会用手抓耳朵，有听觉障碍（患儿无法自己说出来，必须靠父母小心观察，比如：对电视、收音机等音响声、鞭炮声、口令等反应较迟钝，烦躁不安有时也是听力障碍的一种表现），烦躁不安，无法安睡，发热（许多小儿科上查不到原因的发热，大都是由中耳炎引起的）等。

预防小儿中耳炎可采取如下措施：

（1）一旦罹患上呼吸道感染（感冒）应该立即治疗。

（2）侧卧或水平姿势喂奶会导致牛奶及鼻咽部分泌物阻塞耳咽管的鼻咽部开口，导致鼻咽部细菌容易侵入中耳腔，所以在这两种情况下不应给小儿喂奶。

（3）必要时，施行增殖腺或扁桃腺切除。

小儿罹患中耳炎后可采取如下治疗措施：

药物治疗需适当且足量地服用10天以上。如果治疗不适当或不完全，会造成渗液性中耳炎（又称中耳积水）。

本病常发生于学龄儿童，因听力逐渐减退，会造成儿童的功课日益退步。耳朵、鼻子、咽喉、扁桃腺，需同时由耳鼻喉科医生做局部冲洗，另外吸脓、擦药也同样重要。一旦中耳腔积脓或积水就切开耳膜或放置引流管（中耳通气管）来排脓，若任其耳膜胀破而排脓的话，则不容易愈合。如果耳膜发生永久性穿孔的慢性中耳炎或珍珠瘤，就需要考虑采取手术治疗。另外还需注意，定期追踪检查也是很有必要的。

怎么预防肠道寄生虫病

肠道寄生虫病是儿童时期的常见疾病。其中常见的有蛔虫病、钩虫病、蛲虫病等。患病率比较高，尤其在农村，感染率高达80%。其危害性极大，除了引起消瘦及程度不等的胃肠道症状（呕吐、腹痛、消化不良）外，蛔虫可导致蛔虫性肠梗阻、肠穿孔、胆道蛔虫症等；钩虫可引起慢性肠道出血，导致贫血；蛲虫可引起会阴部、肛周瘙痒和炎症，影响睡眠。

肠道寄生虫病大多是经口传染的。寄生在人体肠道的成虫经粪便排

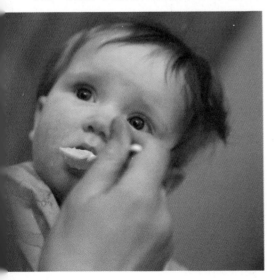

出虫卵，污染土壤或水源，或施肥时直接或间接地污染蔬菜、瓜果、食具等。家畜管理不严也可成为肠道寄生虫病的传染源。在没有自来水的农村，人们淘米、洗菜等一切生活用水都来自同一条河浜，这样就大大增加了肠道寄生虫病的感染率。此外，由于不卫生的饮食习惯，如生吃未经消毒的蔬菜、瓜果，喝生水；饭前便后不洗手等均可使虫卵通过食物、水源、食具而被人食入。虫卵或蛲虫进入人体后逐渐发育为成虫，然后排卵，成为传染源。因此，预防肠道寄生虫病的关键在于：

（1）不吃生食和不洁瓜果，不喝生水。

（2）饭前便后要洗手，勤剪指甲。

（3）教育小儿改掉吃手指、咬指甲的不良习惯。

（4）加强水源管理，避免水源污染。

（5）不随地大小便，加强粪便无害化处理，不用新鲜粪便施肥。

（6）加强家畜管理，城市不养鸡、鸭、鹅。

（7）托幼机构、学校应定期检查粪便，及早发现寄生虫患儿，做到彻底驱虫。

小儿结核病应该如何预防

近些年来结核病的流行情况有了明显好转，但仍属于广泛流行的慢性传染病。结核病的易感者主要为小儿。小儿结核病的传染源主要是成人患儿，尤其是家庭内传染极为重要，接触活动性肺结核病患儿的小儿的结核病感染率、发病率与患病率都较一般小儿显著为高。因此防止结核病患儿接触儿童对小儿结核病的防治有重要意义。小儿时期初染结核病易形成血行播散和结核性脑膜炎，对小儿原发性肺结核的早期发现和早期治疗，对进一步降低结核病的死亡率有重要意义。小儿初染结核病是成年期续发结核病的主要来源，因此要控制和消灭结核病，必须十分重视小儿结核病的防治，通常情况下可以采取如下防治措施。

1 加强初级保健

要依靠城乡基层医疗网的力量，充分发挥各级医生包括农村医生的作用。临床证明结核的发病与小儿的健康状况和生活环境有密切关系，应注意合理的营养、良好的卫生习惯，以及对麻疹、百日咳的预防等措施。

2 发现病例及早防治

早期发现是患儿早期治疗的先决条件。定期做体格检查以早期发现疾病。接触活动性肺结核病患儿的小儿，感染率、发病率与患病率都较一般小儿显著为高，因此通过接触者检查小儿有无结核感染或患病是早期发现结核病的一个重要途径。其次在 OT 反应呈强阳性的小儿中要特别注意做早期发现工作。结核病虽是一种慢性而极顽固的传染病，但如能及早诊疗，认真随访，是完全可以痊愈的。

3 进行宣教，重视隔离

进行广泛卫生宣教工作，使群众对结核病有正确的认识。做好结核病人家庭的消毒隔离工作，保护小儿不受传染。集体机构如托儿所、幼儿园及小学校的保育员及教师应定期检查

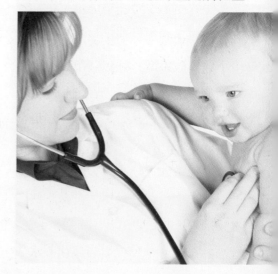

有无结核病，一旦发现患上活动性肺结核病，应立即离开工作岗位并进行彻底积极的治疗，家庭内雇用保姆或聘请补习教师，应先进行胸部 X 线透视，保证无结核病。此外还应注意其他预防措施，如乳牛的管理、乳品消毒、宣传不随地吐痰等。

④ 卡介苗（BCG）接种

事实证明，BCG 接种可以有效降低结核病的患病率和死亡率。复接种 BCG 后免疫力可持续数年，在初种后宜每隔 3 ~ 4 年复种 1 次（当结素试验转为阴性时）。近有趋势延展到每隔 6 ~ 7 年复种 1 次。一般在成年后不需复种。

怎样预防小儿干燥症

入秋之后天气逐渐变得干燥，易出现皮肤干燥和体液丢失等症候。由于小儿皮肤娇嫩，呼吸频率高，肾脏对尿液的浓缩功能差，所以通过皮肤、肺和肾脏丢失的水分会更多，如果再加上饮水和饮食调理不当，小儿在秋季更容易患上干燥症。预防小儿干燥症的关键在于要补足水，可多吃些含水分高的食物，如生萝卜、梨、番茄、香蕉、百合等；也可适当多饮开水、

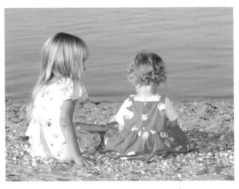

淡茶、豆浆、牛奶等饮品。要尽量少吃过度咸辣或者烧烤食品，以免引起阴津进一步耗竭，徒生内热内燥。居住环境应保持适当的湿度。比如在卧室内放一盆清水或者在地面上适当洒些水。此外，在秋季要让小儿养成早睡早起、定时作息的习惯，不能过度娱乐或熬夜。

爱心提醒：

秋季一定要给宝宝选用宝宝专用的护肤品。在选购时应该选择那些不含香料、酒精，无刺激，能很好保证皮肤水分平衡的润肤霜。此外，因为您和宝宝时常接触，你们使用同一种润肤霜是个比较好的选择。宝宝护肤品的牌子不宜经常更换，这样宝宝的皮肤便不用对不同的护肤品作反复调整。需要注意的是，如果宝宝使用护肤品后皮肤出现过敏反应，如皮肤发红、出现疹子等，应立即停止使用。

好妈妈手册

小儿怎样正确服用中药？

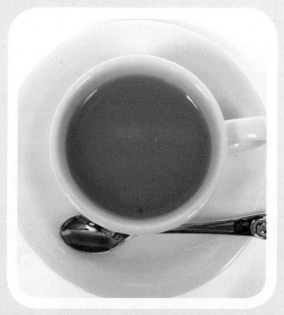

　　由于中药疗效好，不良反应少，许多常见病、疑难病患儿家长都愿意使用中药治疗。但如果对喂煎方法一无所知的话，就会给服药治疗带来诸多不便，甚至导致误服，影响药物治疗效果。现介绍一些煎服中药的基本方法，供参考。

　　1. 喂药时间

　　应在两次喂奶或两顿饭之间服药，这样才能使药物充分吸收和发挥作用，饭前服药容易刺激胃黏膜，饭后马上服药容易造成呕吐。

　　2. 煎药方法

　　发散药类，如花、叶类煎药时间要短；而补益药类，仁、梗、壳类煎药时间要长些，均以慢火为宜。煮沸后发散药可煎 5 ～ 10 分钟，补益药可煎 20 分钟。

　　3. 煎药量

　　因婴幼儿体质弱，胃容量有限，喂药又较为困难，因而煎药要少而精（浓）。如 3 岁以下可煎至 40 毫升，分 4 次服下；3 ～ 7 岁儿童可煎至 50 毫升，分 3 次服下；7 ～ 12 岁儿童可煎至 60 毫升，分 3 次服下；12 岁以上儿童可煎至 90 毫升，分 3 次服下。

　　4. 服药方法

　　药的温度要适中，过热容易烫伤婴幼儿的咽喉、食道、胃黏膜等；过凉不但会造成胃不适、肠道紊乱，还会影响药效。不要捏着婴幼儿的鼻子灌药，免得药液呛入气管。用小勺将药液顺嘴边慢慢喂进。服药后尽量休息一段时间，以利药物吸收，以免因活动量大引发呕吐。此外值得一提的是，药中不要加糖，那样会影响疗效。

小儿睡觉咬牙该怎么办

　　学龄期小儿睡觉经常咬牙，当然学龄前的小儿也可见到。咬牙发生于夜间睡眠状态，上下牙齿咬动发出响声。患儿对咬牙无意识目的，醒后也无记忆，可一夜数次或隔数夜甚至更长时间一次。此类患儿多伴有食欲不振、面色苍白等症状，一般不影响日常活动。

怎样判断小儿是否贫血

贫血系指单位容积内，红细胞数、血红蛋白量或红细胞压积低于正常或其中两项显然低于正常而言，是一种症状。是小儿时期常见的临床表现，也是影响小儿生长发育、诱发感染性疾病的主要因素之一。

小儿由于不断地生长发育，其血容量随着体重增长而不断增加，新生成的红细胞不但要补偿每天由于衰老而破坏的部分，而且还要补充因血容量增加而需要增补的部分，所以小儿造血器官的功能显得旺盛而又紧张。但小儿造血器官发育尚未成熟，功能还不够完善，代偿能力低下，中枢神经系统调节亦差，造血物质缺乏是小儿期尤其是婴儿期贫血的常见原因。

贫血为小儿时期常见的最主要的症状之一，一般表现为眼睑、口唇及口腔黏膜颜色变淡，重者心率加速，脉搏加快，严重者出现水肿，心脏代偿扩大，心前区可听到预想性收缩期

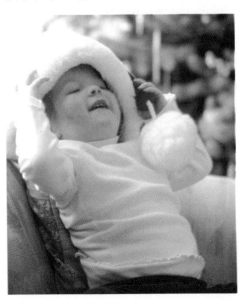

杂音，呼吸加快，消化功能减退，患儿易疲倦、肌肉无力、营养不良、体格发育迟缓、抵抗力低下等。

此外，不同的贫血还会出现其他的不同表现，如婴幼儿缺铁性贫血，常会啼哭，喜吃异物，如煤渣、泥土等；叶酸或维生素缺乏引起的贫血，易见智力减退，明显嗜睡，哭时无泪，舌乳头变平，头发黄、细、干稀，以及发生震颤等；溶血性贫血，会出现皮肤和眼巩膜发黄；再生障碍性贫血，常伴有出血现象。贫血的诊断主要靠血和骨髓化验检查。

新生儿破伤风怎么办

新生儿破伤风又称"脐风""四六风""七日风"等，是由于破伤风杆菌自脐部侵入而引起的一种感染性疾病。发病的主要原因是接生时用未经严格消毒的剪刀剪断脐带，或接生者双手不洁，或出生后不注意脐部的清洁消毒，导致破伤风杆菌自脐部侵入所致。

本病多发生在出生后 4～6 天，病初常有哭闹、烦躁不安，以后可出现牙关紧闭、吸奶不紧、眼裂变小、面肌痉挛和抽搐，以及出现皱眉和口

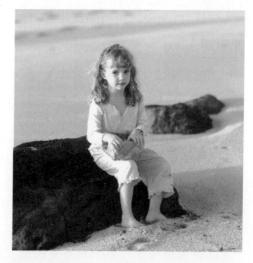

角向外牵引、口唇皱缩、撅起成苦笑面容；颈部、躯干、四肢肌肉痉挛，还可表现为双手握拳、两臂强硬、头向后仰，呈角弓反张状；严重者呼吸肌痉挛，出现口唇青紫，甚至会导致窒息；而且任何轻微刺激，如光亮、声音、震动都能引起痉挛发作；多数患儿有发热症状，但也可能无热或低热。

此病完全可以采取如下预防措施：

（1）孕妇应该接受破伤风免疫注射。

（2）分娩时应注意科学接生。在接生时严格无菌操作，注意脐带端的清洁处理，是预防本病的根本措施。若遇急产而来不及使用消毒接生包，可将剪刀在火上烧红后使用，把脐带残端多留 4～5 厘米，并在 24 小时之内按严格消毒操作将脐带远端再剪去一段，重新消毒结

扎。其近端则可用 1 ∶ 4000 高锰酸钾溶液或 3% 过氧化氢溶液清洗，再涂以 2.5% 碘酒。同时可以给新生儿肌肉注射青霉素和破伤风抗毒素，这样可以有效预防感染。

小儿湿疹怎么办

> 湿疹是遗传性过敏体质对环境中某些因素的过敏反应，可使小儿奇痒难忍、烦躁不安。常伴有其他过敏性疾病，如过敏性鼻炎、荨麻疹等；多在婴儿出生后 1 个月左右出现，早的生后 1～2 周即出现皮疹，主要发生在颊部、额部和下颌部，严重时可累及胸部和上臂。

在护理湿疹患儿时要注意：尽量少用肥皂，不用碱性大的肥皂。除用婴儿适用的擦脸油外，不用任何化妆品；不穿化纤、羊毛衣服，以柔软浅色的棉布为宜，衣服要宽松，不要穿盖过多；为避免抓破皮肤发生感染，可用软布松松地裹住双手，但要勤观察，防止线头缠绕手指；头皮和眉毛等部位结成的痂皮，可涂消过毒的食用油，第二天再轻轻擦洗掉；在湿疹发作时，不作预防接种，以免发生不良反应。

小儿得了痱子怎么办

> 在夏天经常能见到小儿的头面部、前额、脖子等部位都长有针头大小的红色丘疹，密集成片，这就是痱子。

痱子是因为汗液排泄不畅引起的，所以平时要保持空气的流通。长了痱子也不要着急，应该勤洗澡、勤换衣服，不要穿已经被汗浸湿的衣服。要使皮肤保持清洁和干燥，只要注意保持空气的流通以及皮肤的清洁和干燥，痱子很快就会消退。当然，如果已经发生了感染，就要请大夫开一些外用的药了。多喝水，特别是绿豆汤、红豆汤等。如发生继发感染，要在医

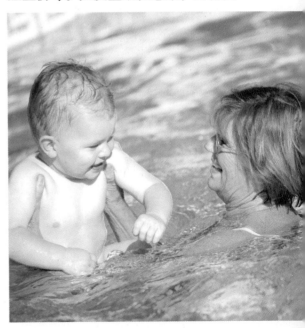

生指导下使用抗生素，并外涂 10%
鱼石脂软膏或如意金黄散，成熟后，
挑开排脓。

健康常识：

　　痱子都发生在夏天气候炎热
时，尤其是又闷又热的天气，这是
因为周围环境温度过高，而气压又
低，致使汗液排泄不畅，引起汗管
周围发炎。肥胖的小儿更是容易长
痱子。长了痱子最难受的感觉是瘙
痒，所以很多小儿长了痱子就用手
抓，抓破了的痱子容易引起皮肤感
染。

小儿得了荨麻疹怎么办

　　有的小儿突然发生皮肤瘙痒，在
搔抓部位很快就出现了红斑和淡红色
的风团，并且迅速增大，融合成片。
这就是医学上所说的荨麻疹，是一种
皮肤病。荨麻疹可以发生在身体的任
何部位，持续几十分钟到几个小时不
等，一般的持续时间不会超过 24 小
时，有的荨麻疹一天发作好几次。

　　发生荨麻疹的原因很多。主要的
原因是感染和机体对某些物质产生的
过敏反应。相当一部分荨麻疹是发生
在感染性疾病的发病过程中，比如：

上呼吸道感染、支气管炎、肺炎等，
在这种情况下，荨麻疹大多发生在疾
病的急性期。还有一部分小儿是因为
身体对某种东西过敏而发生荨麻疹，
这种东西可能是食物，比如：牛奶、
鱼等，也可能是某种昆虫叮咬所致，
或者对某种花粉过敏，还有一些小儿
是家族遗传造成的。

　　小儿得了荨麻疹不要紧张，将小
儿带到妇幼医院去诊治。注意：路上
不要见风，以免加重病情。一般来说，
首先应该明确为什么会发生荨麻疹，
也就是应该找出引起荨麻疹的原因。
有些情况需要自己回忆，如果能查出
引起过敏的物质，就应该避免再次接
触。如果是细菌性感染性疾病引起的
荨麻疹，则首先使用抗生素治疗。局

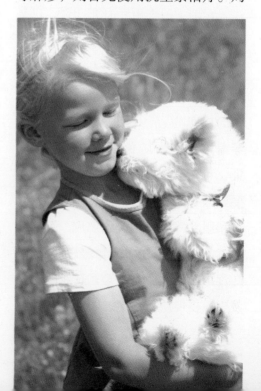

部皮肤瘙痒的话，注意不要让小儿抓破皮肤，以免继发感染，可以用一些药物减轻瘙痒，保证必要的休息。当然，使用这些药的前提是谨遵医嘱。

荨麻疹消退后皮肤上是不留痕迹的，因此家长要打消不必要的忧虑。

小儿得了脓疱疮怎么办

> 脓疱疮是一种常见的皮肤病。在闷热潮湿的空气中，皮肤酸度减弱，抵抗力降低，容易被传染。小儿夏天穿衣少，皮肤外露，容易被碰伤。虫子叮咬搔抓以后，也会使皮肤出现伤口，给细菌侵入皮肤创造了可乘之机。所以，脓疱疮多在夏天发病。

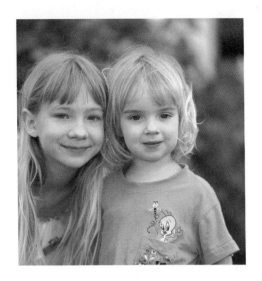

小儿得了脓疱疮，皮肤开始发红，不久出现零散的豆疹及水疱。1～2天内水疱很快变大，疱液变混浊，形成脓疱。疱壁很薄，容易被患儿抓破，露出淡红色的肉。破处会不断流黄水，水干后结成黄色痂皮。脓疱疮多见于面部，嘴周围及上肢露出的地方。患儿可有不同程度的全身症状。流出的黄水中含有大量的细菌，所以小儿用过的衣服、毛巾、手帕、被单都要消毒。患儿要注意个人卫生，勤剪指甲，

勤洗手。患儿与其他人的用具、玩具要分开，并且要清洗消毒。

得了脓疱疮要及时治疗，治疗可根据病情轻重用药。如果全身症状明显，淋巴结肿大，淋巴管发炎或发热，应该使用抗生素治疗。如果只是局部皮肤感染，可涂外用药，并去掉痂皮，挑破水疱，用药液清洗，洗后涂药膏。每天用2次药，几天后即可痊愈。

小儿发生小烫伤怎么办

> 小烫伤是指很小的局部烫伤，皮肤发红或起泡。

小儿发生烫伤后，要立即采取冷却措施，将伤处浸入冷水中，或用冷水冲，可持续10～30分钟。如果还疼，可再泡20分钟。这个方法不仅

您的误区

　　有些家长在小儿烫伤后会在伤口上乱涂东西，如食油、白糖等。这种做法是不正确的，因为这些处理方法，只会加重病情。另外也不可在伤口上贴橡皮膏或创可贴，不能用棉花或有绒毛的纺织品盖在伤口上。因为伤口要通风，捂得太严了，容易感染。

可止痛，而且可使烫伤的症状减轻。但要注意不要令小儿着凉。

爱心提醒：

　　烫伤后伤处起的水疱，不要挑破。水疱的皮完整，便可保护伤口，降低感染概率。将伤处用肥皂轻轻地洗干净，可抹上獾油，然后用绷带轻轻包好，如果水疱已破，衣服黏在皮肤上，不可往下撕。要慢慢处理，以免受更大的伤。

小儿鼻出血怎么办

1　病　因

　　小儿用手挖鼻孔，弄破鼻黏膜而引起出血或弄伤了鼻腔，鼻黏膜下血管破裂而流血。当天气干燥，小儿穿衣过多时，内热有火，小儿鼻黏膜干燥常会引起鼻腔出血。小儿把异物塞入鼻腔，刺激鼻腔黏膜糜烂出血。当

　　小儿发热、感冒时，鼻黏膜充血、肿胀，黏膜下浅表血管破裂出血。患有鼻腔肿瘤或血液系统的疾病如再生障碍性贫血、血小板减少性紫癜、白血病等，也会导致小儿鼻出血。

2　止血方法

　　首先用手指紧捏鼻翼 5 分钟左右。将凉毛巾敷在小儿的前额、鼻根和颈部两侧。用示指紧压鼻腔旁边的迎香穴或手上的合径穴。

小儿发生眼外伤怎么办

1　眼睑外伤

　　眼睑就是眼皮，如果仅仅是眼皮

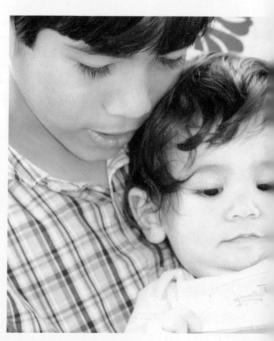

专家提醒

鼻子出血时该如何处理?

鼻子出血时,如果左鼻腔出血举右手,右鼻腔出血举左手,约5分钟。或用凉水拍打额头。

注:若出血不多用以上方法可以止住,如出血数量较多,就要去医院用沾有止血药的纱布填塞鼻腔,压迫止血。如果小儿经常流鼻血,就要找医生检查原因,对症治疗。

受伤,可按一般皮肤外伤处理,清洗伤口,涂红药水,注意不要沾水。

2 角膜损伤

黑眼球外层是角膜,角膜受伤,会出现剧痛、怕光、流泪等。角膜受伤会影响视力,因此家长一定要高度重视。小儿眼角膜受伤后,不要用手去碰,可先用眼药水点眼,然后用干净纱布盖住,送医院处理。

3 眼球撞击

眼球受撞击后可发生挫伤或振荡伤,眼内出血,可引起视物模糊、疼痛,导致失明。发生眼球撞击,要让小儿躺下,不要再摇动,可叫救护车急送医院。

4 锐器刺伤

锐器刺入眼内,扎破眼球,要让患儿仰面平躺,运送时注意平稳。一定要在最短时间内送医院。不能冲洗伤口,扎在眼内的异物不要拔出,也不要把脱出的组织推回眼内将伤眼压住,不要压迫眼球。

怎样防治新生儿脱水热

如果小儿生后2～4天时,出现热度升高,体温达38～40℃,并伴有无故烦躁、啼哭不止、体重减轻、尿量减少的情况,但其他情况良好,无感染中毒症状,就要注意新生儿脱水热的问题。

发生新生儿脱水热后要立即给患儿补充适量的水分。可喂些温开水或

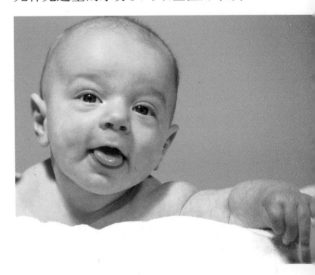

43

5% ~ 10%的葡萄糖液，每2小时1次，每次10 ~ 30毫升。如口服液体困难，也可静脉输液补充5%的葡萄糖液，加入总量20%的生理盐水。经过上述处理，热度会随即降至正常。

爱心提醒：

产妇在月子中要注意保暖，室内要通风，不要给小儿穿盖过多，因为在高温的情况下，小儿呼吸增快，呼出的水分增多，皮肤蒸发的水分也增多，从而加重脱水。另外，母亲产后3 ~ 4天内，乳汁分泌量较少，不能满足新生儿生理需要。这些均可造成新生儿体内水分大量丢失，使小儿发热。

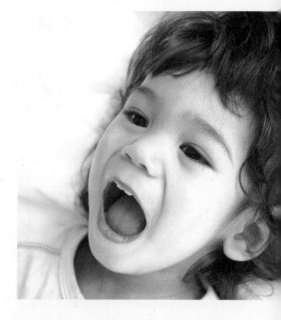

怎样治疗和护理小儿上呼吸道感染

上呼吸道感染（简称上感）是鼻、咽部黏膜急性炎症。上感几乎人人都得过，但在小儿中发病率最高，是最常见的疾病。一年四季均可见，以冬春季发病率为最高。

小儿得了上感应及时找医生看病，不要随便给小儿吃些抗生素，这是因为90%以上的上感是由病毒感染致病的，抗生素对病毒不起作用。那么，为什么医生也常会开一些抗生素呢？这是由于小儿年龄小、抵抗力弱，细菌乘机侵入机体，容易合并细菌感染，引起扁桃腺化脓或邻近其他器官的炎症，发生气管炎、肺炎等。

一般情况下，上感如不治疗，7天左右也能自愈。上感在发病时常表现为鼻塞、流涕、打喷嚏，小儿常伴有发热，体温可达39 ~ 40℃，咽痛、腹痛、食欲不振，有的还出现呕吐、腹泻等症状。

小儿发热后要多喝温开水，千万不要喝冷水，要按时吃药。多吃些清淡的饮食，在无腹泻的情况下，多给小儿吃点水果。如无并发症出现，7天左右就会好的，家长不必过于担心。

怎样治疗和护理小儿急性喉炎

急性喉炎发病比较急，有的小儿白天安然无事，夜里却突然发病，体温升高，咳嗽时发出"控、控、控"的声音，哭声也变得嘶哑，吸气的时候，喉头发出尖锐的声音，小儿烦躁不安，病情重的还会出现皮肤青紫及呼吸困难。这是由于喉头发炎、黏膜肿胀，使喉头通道变窄，空气吸不进去，造成缺氧。由于小儿喉腔比较狭窄，一旦发炎肿胀，很容易造成呼吸困难，严重的可在较短时间内因缺氧而危及生命。如果遇到这种情况，必须马上去医院治疗。

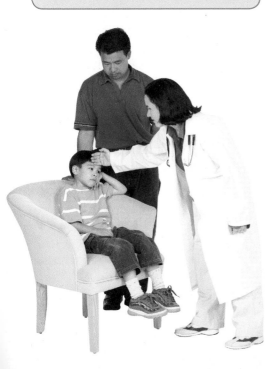

急性喉炎患儿除需要打针吃药外，护理方面也非常重要。室内空气要新鲜，冬天北方气候干燥，地上可以经常泼些水，条件好些的家庭可使用空气加湿器。室内要避免出现刺激性气体，如吸烟、炒菜等都要避免。尽量不让小儿哭喊，免得喉头水肿加重。小儿患急性喉炎，要多给他喝水，果汁、菜汤都可以，不要吃太咸或太甜的食物，尽量吃易消化的食物。小儿喉痛不爱吃不可勉强。

如何治疗小儿夜惊和梦游

夜惊和梦游属于小儿睡眠障碍，与小儿中枢神经系统成熟延迟有关。当白天过分兴奋或疲劳，晚上看恐怖的电视或电影，或受到家长责备而心情不愉快时易发作。

夜惊表现为夜间突然大喊大叫，躁动不安，面部表情恐惧、紧张，意识蒙眬，持续 1 ~ 2 分钟后继续入睡，醒后遗忘或只有片段记忆。

梦游是指在睡眠中突然下床走动，做一些古怪动作，如穿衣或穿鞋，或突然坐起。患儿睁眼，意识恍惚、动作笨拙、身体摇晃，发作时间短者数分钟，长者半个小时左右，醒后对发作完全不知。学龄期小儿多见，5 ~ 12岁少儿中约15%至少曾有1次梦游发作。夜惊和梦游大多随年龄增长而自然消失，一般不用治疗。发作频繁者，可适当服镇静剂如安定等。

值得一提的是，少数夜惊可能是癫痫的早期症状。另外，频繁发作梦游可能是小儿偏头痛的表现之一，如同时存在其他神经系统症状时应到医院进一步检查。

小儿有蛔虫病怎么办

蛔虫病是小儿常见的肠道寄生虫病，往往影响小儿的食欲和肠道功能，影响小儿的生长发育，应引起家长的重视。

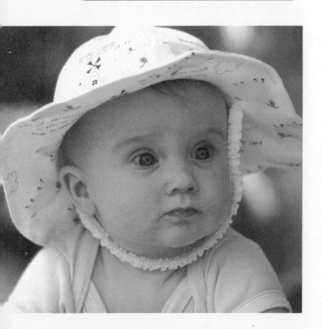

蛔虫有在腹内游走的习惯，可并发肠梗阻、胆道蛔虫症、蛔虫性阑尾炎等，进而威胁小儿生命。

对于有明显症状的小儿要使用药物驱虫；对无症状的小儿可不必急于治疗，如果不再感染，一年内可将成虫自然排出。

如果有并发症，则要及时送医院诊治。

爱心提醒：

病从口入，小儿主要是吃进蛔虫卵而感染蛔虫病的。如吃生瓜果不洗烫，饭前便后不洗手，吃不洁的凉拌菜或泡菜，喝不清洁的生水，吮指，啃东西等。蛔虫寄生在小肠内会引起以下症状：食欲不好、腹痛。疼痛一般位于脐周或稍上方，反复发作，疼的时候喜欢让人按揉。有的小儿可出现偏食或异食癖，喜欢吃墙皮、纸、土块等。蛔虫症可引起恶心、呕吐、腹泻。如蛔虫较多，可造成小儿营养不良、贫血、发育迟缓等。蛔虫症还可引起精神神经症状，使小儿出现低热、精神不振、头痛、睡眠不好、夜间磨牙、易惊等。

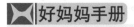

怎样判断小儿腹痛原因

小儿腹痛有多种原因，诊断时要考虑各方面的因素，才不会错过治疗时机。一般分为以下几种情况：

1.急性慢性

急性腹痛要首先考虑外科疾病，慢性腹痛多数是内科疾病。

2.发病年龄

1岁以内婴儿，以肠套叠、内科疾病为多见；较大一些的小儿以嵌顿疝、内科疾病、肠蛔虫病、急性阑尾炎、肠痉挛、肠系膜淋巴结炎及其他内科疾病较多见。

3.发作部位

上腹正中部疼痛，多为消化性溃疡、急性胃炎、胸膜炎、急性胰腺炎、胆石症、胆囊炎、肠蛔虫症；左上腹疼痛，一般为脾脏疾患等；肚脐周围疼痛，多为肠痉挛、肠蛔虫症、急性肠炎、过敏性紫癜等；右下腹部疼痛，可分为急性阑尾炎、肠系膜淋巴结炎、肠结核等病症；左下腹部疼痛，则多见于痢疾、粪块堵塞、乙状结肠扭转等；腰部疼痛，可考虑肾盂肾炎、输尿管结石等。

从腹痛原因分析，可分为：

1.腹内

腹内原因包括：肠蛔虫症、肠痉挛、急性胃炎、急性肠炎、出血性小肠炎、痢疾、便秘、肠系统淋巴结炎、原发性腹膜炎、溃疡病、胰腺炎等。

2.腹外

腹外原因（或全身性疾病）包括：大叶性肺炎、胸膜炎、心包炎、心肌炎、变态反应性疾病（荨麻疹、过敏性紫癜、哮喘）、上呼吸道感染、腹型癫痫等。

3.外科

外科原因是指：急性阑尾炎、肠套叠、肠梗阻、胆道蛔虫症、回肠憩室穿孔、肾盂积水、肾结石、卵巢囊肿扭转、髂窝脓积、嵌顿疝等。

怎样治疗小儿流行性腮腺炎

> 流行性腮腺炎是一种由病毒引起的多发急性传染病，俗称痄腮。此病主要由飞沫传播，接触了患儿使用的食物、餐具、玩具等也可发病。学龄前与学龄小儿发病率较高，一般潜伏期为 2 ~ 3 周。

染上流行性腮腺炎后，首先出现发热、浑身酸痛、呕吐、头痛、咽部红肿等症状，1 ~ 2 天后腮腺肿胀。一般先一侧肿，1 ~ 2 天后另一侧肿。腮腺肿胀以耳垂为中心，耳下明显，2 ~ 3 天达到高峰。肿胀处不红、发亮，张口、触压时疼痛。颌下腺也可肿胀。3 ~ 5 天后退热，腮腺肿胀约 1 ~ 2 周消退。可合并腮腺炎、脑炎和睾丸炎。

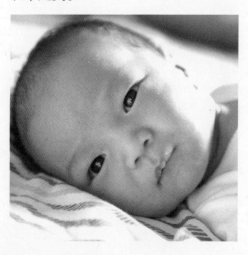

可口服清热消炎的中药治疗流行性腮腺炎。肿胀部可外敷如意金黄散或紫金锭。如意金黄散的用法是用醋或凉茶调成糊，涂在纱布上，敷在肿胀部位，上面再盖一层纱布，每天 1 ~ 2 次。可不断用醋或茶滴在布上，以保持湿润；紫金锭也是用醋调开敷肿胀处，每天 1 ~ 2 次。患儿要注意休息，多饮水，吃软食，保持口腔卫生，而且其用过的衣物用品要放在阳光下暴晒，用紫外线消毒。如觉得小儿症状异常，应及时送往医院由医生进行诊治。

如何护理患儿水痘

> 水痘是一种由水痘病毒引起的急性传染病，发病后的主要表现是皮肤和黏膜出现斑丘疹或疱疹。该病的潜伏期为半个月左右。水痘主要通过呼吸道飞沫和接触传染。孕妇如果产前患水痘，新生儿就有可能患上先天性水痘。

水痘症状较轻，发热多在 39℃以下，有流鼻涕、打喷嚏、咳嗽等症状。发热后可出疹，几小时之间斑疹就变为丘疹，接着又变成水疱。疹子大小不等，疱疹易破，且会出现瘙痒。

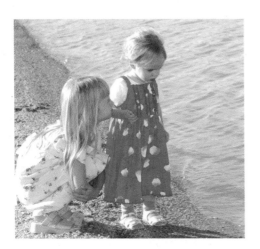

水疱干后结痂，17天左右可脱落。因皮疹分批出现，丘疹和疱疹可同时存在。可并发皮肤感染、肺炎等。患水痘后终身免疫。小儿患水痘后要剪短指甲，衣服、被褥要清洁，以免感染。疱疹瘙痒、破溃可用外用药。

小儿患水痘并不可怕，不过，要做好隔离工作，多让小儿休息，多喝水，给小儿吃些清淡的食品，不要吃鱼虾等发物。要保持室内卫生，室内要通风换气。不要给小儿洗澡，要勤换内衣。出疱疹期有严重的瘙痒感，因此务必给小儿剪短指甲，以免小儿用手抓破皮疹，造成感染，留下瘢痕。

如何护理猩红热患儿

1 饮 食

要给患儿吃易消化又富有营养的食品，如面片汤、鸡蛋汤、小米粥、豆浆、藕粉等，少吃油腻的饭菜，并要注意少吃多餐。应多让患儿吃蔬菜和水果，以便从食物中补充维生素等营养物质。平时注意多给患儿喝水，最好是喝各种果汁或白糖水，这样既可补充患儿体内丢失的水分，又可增强营养，有利于早日康复。

2 休 息

患儿发热期间应卧床休息，尽量减少外人探视。患儿睡觉时家属要注意减少噪声，尽量不搬动东西，不大声喧哗。室内可挂上窗帘，防止强光刺激，以便患儿安静入睡。平时室内阳光要充足，空气要新鲜湿润。要每天开窗通风换气，但时间不宜过长，3～5分钟即可，以免室内温度过低致使患儿受凉。每次通风时要给患儿盖严被子，避免冷风直接吹到患儿身上。

3 口腔的护理

注意患儿口腔卫生，每次饭后或睡觉醒来时要用温水漱口，对于年龄小的患儿可用纱布或干净棉花蘸温水清洗口腔。患儿流出的鼻涕、口水要及时用手绢擦干净，然后用红霉素药膏涂于口唇和鼻孔内。

小儿口吃怎么办

口吃是一种常见的语言障碍，小儿在学说话时，由于不熟练，掌握词汇有限，不能流利地说话，可出现重复和拖长音。口吃的男孩比女孩多4倍。但真正患口吃的小儿只有1%～4%，其中大多数随着年龄的增长可以不治自愈。

口吃的小儿除了在说话时重复、拖长音外，在讲话时还有各种怪里怪气的动作，如挤眼、梗脖子、摇头等。口吃的小儿如果受到同伴的嘲笑，就会变得沉默寡言、孤僻自卑。

爱心提醒：

家长、老师不要过分针对小儿的语言缺陷，并要告诫大家不要模仿、嘲笑他，更不要严厉地纠正他的语言缺陷。这样可以减轻小儿的紧张心理，以免口吃越来越严重。可在宽松的环境中，要小儿与家长一起慢慢地、有节奏地谈话或朗读。一旦他不口吃，就及时表扬，鼓励他相信口吃是能治好的，使他了解到已取得良好的治疗效果。也可在小儿游戏时进行语言训练，让小儿体验说话是一件很自然很轻松的事情，即使有一点口吃也不用在乎，不必紧张。

对口吃的小儿，家长要鼓励他多说话，特别是在矫正口吃的同时，注意消除他的紧张心理，口吃绝大多数是可以矫正的。

怎样预防新生儿肺炎

肺炎是新生儿时期常见病之一。早产儿更容易得此病。新生儿肺部感染可发生在产前、产时或产后。产前，如果胎儿在子宫内缺氧，吸入羊水，一般出生后1～2天内发病。产时，如果早期破水、产程延长，或在分娩过程中，婴儿吸入污染的羊水或产道分泌物，则也有可能感染肺炎。小儿出生后，如果接触的人群中存在肺炎病菌携带者，小儿就很容易受到传染。另外，也可能由败血症或脐炎、肠炎通过血液循环感染肺部。

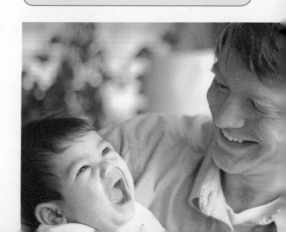

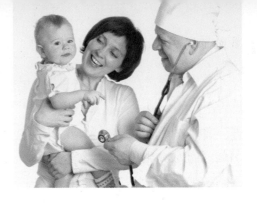

新生儿一年四季均可能发生肺炎，夏天发病率略低。新生儿肺炎与婴幼儿支气管肺炎患儿相比较，症状常不典型，可不咳嗽。常表现为呼吸困难、精神萎靡、口周发紫、不哭、少哭、拒乳、呛奶、口吐泡沫。轻度的肺炎，在门诊可以治疗，吃点抗生素或打几针青霉素就好了。重症肺炎必须再住院治疗。小儿在患病期间，一般食欲不振，吃得很少，可以静脉点滴输液来补充热量。

第一，要治疗孕妇的感染性疾病。

第二，临产时严密消毒，避免接生时污染。

第三，在小儿出院接回家后，应尽量谢绝客人，尤其是患有呼吸道感染的人，一定不能进入小儿房内，而产妇如患有呼吸道感染，则必须戴口罩接近小儿。

怎样护理气管炎患儿

当小儿患了气管炎，应注意以下几点：

第一，按医嘱用药。高热时可以给小儿物理降温。

第二，室内空气要新鲜，若是冷天，开窗通风时不要让冷风直接吹到小儿。屋里不要太干燥，可以在炉子上放一壶水或在暖气下放一盆清水，使室内空气潮湿。

第三，多喝水，吃易消化、有营养的食物，如豆浆、牛奶、蒸鸡蛋等。

第四，如果小儿咳得厉害，可把枕头垫高些，让小儿半躺半坐，这样可以缓解呼吸困难。喂奶时要注意防止呛奶，咳得太重时要用小勺慢慢地喂奶。

第五，让小儿充分地休息，保证睡眠，以利恢复。

如何治疗小儿口腔溃疡

口腔溃疡是婴幼儿常见的疾病。中医学根据口疮的形状和发生的部位不同，分别叫做"口疮""口糜"和"鹅口疮"。发生于口的两角者，又名"燕口疮"。引起口疮的病因是多方面的，病情也有轻重之分，轻者仅影响小儿乳食的摄入，重者可出现全身不适的症状，所以对小儿的口疮病应该做到早期发现及时治疗，在平时也应该做好预防工作。

首先应经常查看小儿的口腔，若见舌上布满白屑，其状如鹅口或雪片者，或似奶块而不易擦去者，即是患了鹅口疮病。对先天不足的早产儿，或久病体弱的小儿，特别是消化不良、腹泻的患儿，更需经常查看口腔有无白屑或舌上、口颊两侧黏膜、口唇内侧、齿龈、上腭的咽部有无生疮。若婴幼儿突然不吮奶，不愿饮水，或拒绝喂食，或有口臭，或流口水等时，要注意查看孩子的口腔是否有口疮。当幼儿诉口痛时，一般来讲口舌生疮为多（除牙痛外）。若孩子患其他的疾病，同时较长期服用两种以上的抗生素时，也要多查看患儿的口腔有无口疮发生。患儿口疮被发现后，家长也不要太着急，应想办法积极治疗，病情较轻的可以试用以下方法治疗。

需要注意的是，以下方法仅供参考，实际治疗时请谨遵医嘱或在专业人士指导下方可进行。

1 单方口服

（1）黑芝麻适量咀嚼。

（2）仙鹤草少许，每日1剂，分多次口服。

（3）大青叶或板蓝根适量浓煎服，每日1剂，分多次服用，也可服板蓝根冲剂。

2 西 药

适量的2.2%~5%碳酸氢钠液，2%硼砂溶液清洗口腔，每日2~3次。对服用抗生素引起的口疮，可用制霉菌素混悬液涂拭患处，每日3次。

3 外用涂局部

（1）野蔷薇花露，涂拭患处，每日3~4次。

（2）柿霜，每日少许涂患处。百草霜、橄榄碳各等份，研成细末，撒患处，每日3次。

（3）冰硼散，每日少许，擦于患处，每日5~6次。或用冰硼散少许加蜜糖，调成糊状，涂于患处亦可。

（4）养阴生肌散，先用3%双氧水棉球洗患部，再用0.1%雷佛奴尔棉球洗去泡沫，擦干再涂用此药。

（5）鹅口散，用于幼儿鹅口疮，外用少许涂口，每日 3 ～ 4 次。

如何预防小儿虫牙

虫牙学名叫龋齿，是一种常见的口腔疾病，其发生率以小儿为最高，主要是由于小儿的口腔不洁和喜欢吃糖果类食品所致，因此保持口腔清洁和注意饮食卫生是防止龋齿最重要的方法。

一般情况下，小儿从 3 岁起即可练习刷牙，父母应该给孩子选择适合其年龄特点的牙刷和牙膏，教导其养成早晚刷牙的良好习惯，刷牙时注意要竖刷不要横刷。不能刷牙的要坚持漱口。另外，父母还应教育孩子少吃零食、甜食，睡前不要吃东西。要按时给宝宝添加辅食，练习其咀嚼能力。还应该给孩子服用维生素 D 和钙制剂，增强牙齿强度。

因为幼儿磨牙的表面窝沟比较深，容易积聚细菌而引发龋齿。所以将窝沟封闭起来以阻止细菌侵入，可有效预防龋齿发生。

同时还要注意，父母亲近孩子前要用药物牙膏刷牙；咳嗽、打喷嚏

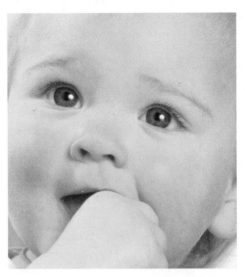

时应避开孩子；在喂奶后给宝宝喝清水；切勿将食物经自己咀嚼后再喂给孩子。

一旦发现龋齿，父母就应该及时带孩子去看牙科医生。条件许可的话，最好半年带孩子去做一次牙齿检查。

小儿夏季"四防"指什么

1 防 暑

小儿，尤其是新生儿，体温调节能力差，散热能力也差，当环境温度过高时，极易出现高热，导致呼吸急促、颜面潮红、多汗、哭闹等症状。如果没有及时纠正，还会出现无汗、嗜睡或不吃不哭等症状，甚至脱水中暑。因此，夏季到来，防暑是第一位的。要想预防中暑，应注意保持合适

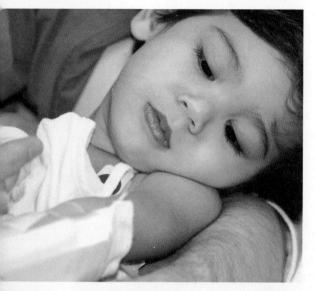

的环境温度。应保持室内空气新鲜、阳光适宜，有微微的自然风，但应避免直吹风和过堂风。如果室外温度超过35℃，应适当开风扇或空调，使室内温度保持在25～30℃。但不要让空调和风扇直接对着宝宝吹。体温调节系统尚未发育完善的宝宝容易感冒、发热和腹泻，注意宝宝的衣物要随着气温的变化适当增减。必要时可给宝宝量体温，以观察宝宝是否过热。另外，吃奶的婴儿，每次喂奶时要喝些水，大一点的宝宝也要多喝水。夏天应该每天给宝宝洗澡，必要时每天洗2次。洗澡后要及时给宝宝擦干身体，尤其是皮肤的皱褶处。在新生儿脐带未脱落之前，还要及时擦干脐部，防止脐部感染。下面介绍有助于小儿防暑的几种药物。

（1）金银花露

清热解毒。用于小儿痱毒，暑热口渴，还可辅助治疗上呼吸道感染、感冒等。可将药水倒出，兑开水一起饮用，不要用嘴直接对着药瓶服用。

（2）板蓝根冲剂

清热解毒，凉血利咽，消肿，用于扁桃体炎、腮腺炎、咽喉肿痛等。口服1次5克，1日3次。置阴凉处保存，以免药物受潮。

（3）藿香正气口服液

含有苍术、陈皮、厚朴（姜制）、白芷、茯苓、甘草浸膏、广藿香油、紫苏叶油等。解表化湿，理气和中。多用于感冒、呕吐、泄泻、中暑等病。

（4）十滴水

由樟脑、干姜、大黄、小茴香、肉桂、辣椒、桉油等组成。健胃祛风。用于中暑引起的头晕、恶心、腹痛、胃肠不适。也可用1～2瓶倒入洗澡水中，防治小儿长痱子。置阴凉遮光容器内密闭。

（5）炉甘石洗剂

治疗夏季皮炎，在口服药物的同时，可外擦此药，达到止痒的目的。也可预防小儿长痱子。

2　防痱

痱子大多发生在大汗之后。生痱

子的宝宝常因瘙痒而抓破皮肤，引起皮肤感染，所以不要穿得过多，避免大量出汗。勤洗澡，勤换衣，尤其是大量出汗后，要保持皮肤清洁、干爽。穿透气性、吸湿性均好的棉质衣服，衣裤宽松为好。不要老是抱宝宝，尽量让宝宝一个人在凉席上玩，以免将大人身上的热量传递给宝宝。不要让宝宝在塑料布上睡觉，也不要给宝宝脱得光光的，以免皮肤直接受到刺激而生痱子。多饮水，尤其是凉开水；常喝绿豆汤及其他清凉饮料，吃清淡易消化的食物，少吃油腻刺激性食物。

3 防 蚊

蚊子不仅吸食人血，干扰宝宝的睡眠和休息，而且还会传染疟疾、乙型脑炎等疾病。所以防蚊是宝宝夏季

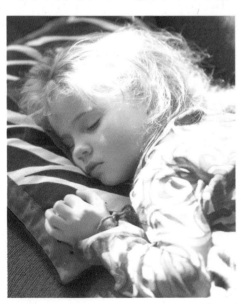

保健的一大任务。

（1）选择灭蚊用品。用蚊帐虽然是最理想的灭蚊措施，但难免会有漏网之"蚊"，因此，让宝宝远离蚊子的骚扰还要依赖其他灭蚊用品。蚊香点燃后有烟雾，对宝宝的眼睛和呼吸道会产生刺激作用；驱蚊水直接涂在宝宝的皮肤上，如果宝宝的小嘴碰到，难免会产生不良影响；电子灭蚊灯尽管安全，但其光亮会影响宝宝入睡。电蚊香是比较合适的灭蚊用品，但父母在选购电蚊香片时，一定要查看它们的配方，好的电蚊香片采用的是高纯度的菊酯，无气味，刺激性极小。

（2）选择灭蚊时间。蚊子的活动习性是：早晨天亮之后，室内的蚊子往外飞，黄昏天暗后，室外的蚊子往室内飞。因此，灭蚊的最佳时间是黄昏。喷洒前将门窗关好，向室内各处均匀喷洒，喷洒半小时后再进房。如果使用电蚊香片，最好是睡前插上电源。

（3）选择灭蚊的重点部位。墙角、天花板、床底和座椅背后等，这些阴暗的角落是蚊子最喜欢躲的地方，因此，喷射气雾剂的时候，要特别留意。

4 防晒

阳光很强时，戴上太阳帽，还应

该穿一件薄的、淡色的衬衫以遮挡阳光。戴一副小儿太阳镜。太阳镜可以过滤紫外线，防止宝宝的眼睛受到损伤。宝宝的太阳镜最好用合适的防碎材料制成，以防眼镜破碎伤害宝宝。出门前半小时涂上防晒霜。选择防晒霜时，要了解其防晒指数 (SPF)。在普通状态下，皮肤经日照 15 分钟后会变红，而使用防晒霜后，7 个半小时后皮肤才会出现红斑。因此，宝宝在阳光下呆的时间越长，用的防晒霜的防晒指数也应越高。防水的防晒霜不是百分之百防水的，出汗、游泳、用毛巾擦汗都会减弱防晒霜的功能。所以，应该每隔 3 小时就重新为宝宝涂抹 1 次，尤其是耳朵、鼻子和额头，这 3 个地方最敏感，也最容易被阳光灼伤。

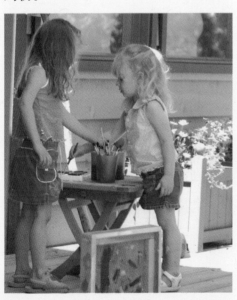

爱心提醒：

如果宝宝生了痱子，勤洗澡是最好的治疗方法，洗澡时要用温水，凉水和热水均不宜；不要用刺激性的碱性肥皂；洗澡后要立即擦干。一旦出现疖肿，应带宝宝去医院诊治，绝不能自行挤压疖肿，以防感染扩散。

小儿冬季保健"五注意"指什么

1 注意避免着凉

冬日寒潮多，气温变化大，婴儿易着凉、感冒，常会引起许多大病，如肺炎、心肌炎、急性肾炎等，因此冬季要给婴儿保暖，避免着凉。

2 注意保护皮肤

冬季寒冷干燥，婴儿皮肤中水分散失多，皮脂腺分泌少，皮肤易干裂发痒，让婴儿多吃蔬菜、水果，多喝开水，并常用热水洗手、脚、脸，再适当搽点护肤霜。

3 注意室温适宜

冬季人体的适宜温度是 18℃，如高于 23℃，人就会感到头晕、疲倦。另外，如果室内外温差大，则易感冒。

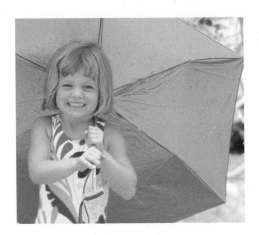

④ 注意多晒太阳

阳光中的紫外线能杀灭人体表面的病毒和细菌，帮助小儿对钙、磷的吸收，增强机体的抗病能力；此外，阳光还能提高红细胞的含氧量和增强皮肤的调温作用，以及增强神经系统的活动功能，有利于婴儿的生长发育。

⑤ 注意不坐凉地

冬季地面的温度很低，婴儿坐在上面，体内的热量就会大量散发，容易感冒。

小儿发生便秘怎么办

提到便秘，许多人的第一印象就是"就是很久没有大便了"，事实上除了大便次数外，大便质地的软硬、排便时用力程度、疼痛与否等，都可以判别是否便秘。

✖ 好妈妈手册

出生后1周内的新生儿，平均每天排便4次；而哺喂母乳的婴儿可以多至6～7次；1岁左右的婴儿约每天2次；到了4岁左右，就和大人差不多，每天2～3次都算是正常。所以，大便质地的软硬、排便用力程度、疼痛与否等，就远比排便次数重要。父母平常一定要多注意小儿的排便状况，并实时进行改善。便秘本身并不是疾病而是种症状，新生儿及婴儿早期发生便秘，除了少数源于器质性病变外，大部分都属于功能性便秘，也就是由憋便造成的，即刻意抑制排便，大量的大便长久撑涨直肠，水分被吸收近干，排便就变得困难疼痛。

如果是属于急性便秘，只要多摄取水分与纤维素就可以矫正。当父母发现宝宝开始有不敢大便、大便疼痛、出血等状况时，宝宝就可能是已经便秘了一段时间，此时应该前往医院治疗，可以借助一些药物使肠内大便清除干净，直到宝宝不再有忍便的行为时，才有机会进入良性循环，通常治疗前的病程拖得越久，治疗所需时间也越久，复发率也会偏高。

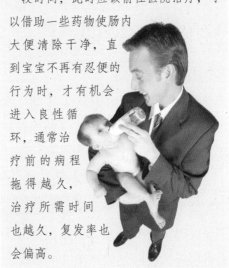

57

各年龄段小儿的保健有何不同

> 小儿正处在生长发育的阶段，无论是身体还是智能，都在循序渐进地不断发育，而且每到一定阶段就有一定的特点。

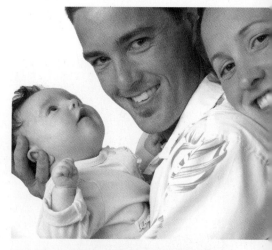

1 胎儿期

从受孕到分娩的9个多月，称为胎儿期。这一时期的特点是依赖母体生存，母亲的健康、营养及卫生状况均会影响胎儿的生长发育。胎儿期的前3个月形体逐渐形成，是胎儿生长发育最重要的时期，在此期间最易因各种原因而发生畸形。故孕妇应注意孕期保健，避免接触有害物质和X射线，防止感染病毒性疾病，谨慎用药，保证胎儿的正常生长发育。

2 新生儿期

出生后28天内为新生儿期。这一时期的特点是，新生儿从胎内转到胎外独立生活，由于身体各种功能还不完善，适应外界环境的能力也较差，因此新生儿期发病率高，死亡率也高。在这一时期除应注意分娩过程中的注意事项外，还应加强新生儿的护理，

密切观察和及时发现各种异常现象，如脐炎、红臀、黄疸，认真处理，及时治疗。

3 婴儿期

从出生后28天到1周岁为婴儿期。其特点是：

（1）生长发育迅速。一年中身高增加20～25厘米，体重增加6～7千克，脑部发育也很迅速。此期如摄入不足容易引起营养不良、贫血、佝偻病等营养缺乏症。因此，在这一时期更应注意细心喂养，多让小儿在户外接触阳光和空气，进行体格锻炼。

（2）对营养需求高，但消化功能尚不完善，易引起消化功能紊乱或营养障碍。因此，要注意合理喂养。

（3）来自母体的免疫力逐渐消失，自身的免疫力尚未完善，对疾病的抵抗力较弱，容易感染各种急性传

染病。因此必须按期进行预防接种，防止传染病的发生。

4 小儿期

1～3周岁为小儿期。特点是：体格发育速度相对缓慢，而动作和语言发育迅速。故这一时期宜加强早期教育。对外界的反应能力逐渐加强，喜欢运动，但不知道危险，要特别注意避免发生中毒或碰伤等意外。活动多，接触传染的机会多，但免疫力低下，发病率较高，故必须加强预防接种。

5 学龄前期

4～6周岁为学龄前期。特点是思维模仿能力较强，理解能力和注意力逐渐加强，求知欲强。因此，这一时期应重视对小儿的教育。

怎样根据小儿的骨骼特点进行保健

小儿的骨骼有以下几个特点：

第一，婴儿脑颅骨骨化尚未完成，骨的边缘彼此尚未镶嵌起来，有些地方仅以结缔组织膜相连，如囟门。额骨和顶骨之间的前囟门，1岁～1岁半时闭合。顶骨和枕骨之间的后囟门，一般在出生后6～8周闭合，骨缝在3～4个月时闭合。囟门和骨缝闭合早的小儿常常显得头小畸形，闭合晚常有佝偻病、呆小病或脑积水。1岁半～2岁上下各长出8颗牙。2岁半时共长出20颗牙。

第二，新生儿脊柱完全是直的，出生后3个月能抬头时，出现第一个弯曲，即颈部的脊柱前凸。起初由于脊柱有弹性，躺着时这些弯曲很容易变直，4岁已完全能行走、跑、跳，到6～7岁时，这些弯曲才被韧带所固定。这样，脊柱逐渐形成了自然弯曲，以保持身体的平衡；软骨层特别发达，所以体位不正或长时间一侧紧张，都会引起脊柱变形。

第三，小儿的髋骨是由3块骨头借软骨连接起来的，不很牢固，在外

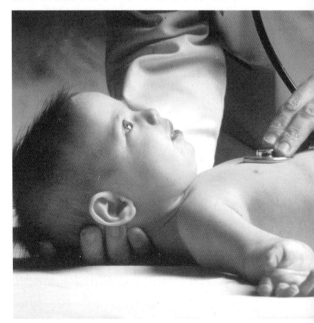

力的作用下容易移位，影响骨盆的正常形态。所以，在小儿活动时，不要让他们从较高的地方跳到坚硬的地面上，以免髋骨错位变形。

第四，小儿腕部的骨化过程是逐渐进行的，直到 12 岁才完全完成。因此小儿腕部的力量不足，不宜提拎重物，手的动作也不宜时间过长。

第五，小儿足弓的骨化也尚未完成，若维持足弓的组织足底肌肉、肌腱和韧带过度疲劳，或骨折损伤等，都可导致足弓塌陷，形成扁平足，长时间站立或行走时，容易疲劳或足底疼痛。所以小儿的鞋子应宽松、合适，软底最好。

在小儿生长发育的过程中，家长应注意其骨骼的卫生。小儿骨骼易变形，因此，要注意从小培养小儿各种正确的姿势。如正确的坐姿应该是：脚放平、肩不耸、头不歪、身坐正。看书时要保持眼离书本 1 尺，胸离书桌 1 拳的距离。小儿开始学写字、画画时，桌椅的高矮一定要合适。桌子低，椅子高，易形成驼背；桌子高，椅子低，易形成脊柱侧弯。总之，从小培养小儿的各种正确姿势是十分重要的。

另外，还需要注意小儿关节附近的韧带较松，关节囊较浅，在过度牵拉的情况下，容易脱臼。

怎样根据小儿的肌肉特点进行保健

小儿的肌肉有 3 个特点：

1 容易疲劳

小儿的肌肉嫩、收缩力差，容易疲劳。小儿正处在生长发育时期，肌肉嫩而柔软，肌纤维较细，间质相对较多，肌腱宽而短；肌肉中水分多，而蛋白质、脂肪及无机盐的比例相对

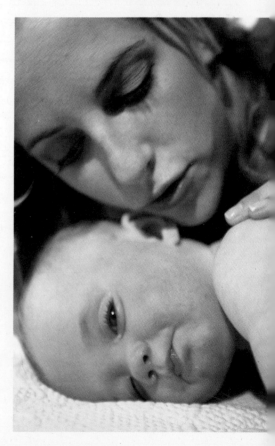

较低。因此，小儿的肌肉收缩力差，容易疲劳和损伤。但是，因为小儿代谢旺盛，供氧充足，疲劳后恢复也快。

2 神经调节机能不强

肌肉的活动是由神经系统调节的。小儿的神经系统发育不够完善，对骨骼肌的调节功能不强。

3 肌肉发育不均衡

小儿的大肌肉群发育较早，小肌肉群发育较晚。通过观察可知，完成上、下活动的大肌肉群发育较早。如：新生儿出生后上、下肢都会动，3 岁左右上、下肢活动已趋协调。5 岁时下肢肌肉发育较快。但是，小儿的小肌肉群发育较晚，3 ~ 4 岁时还不能在握笔、拿筷子、系鞋带等需要活动手指的细小动作方面掌握自如，要到 5 岁以后，才能协调动作。针对小儿肌肉发育的特点，应注意以下几点：

第一，让小儿保持各种正确的姿势。在一切活动中，家长要让小儿保持正确的姿势，但要避免肌肉过分紧张导致疲劳。

第二，加强小儿的锻炼，促进肌肉群的发育。要组织小儿加强锻炼，使小儿通过跑、跳、攀登等活动促进大肌肉群的发育，但活动要合理地安

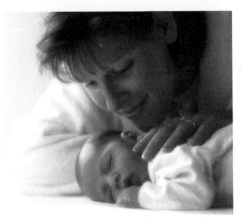

排，避免疲劳，预防肌肉损伤。

第三，供给小儿足够的营养。如供给足够的蛋白质、糖、脂肪等。

怎样根据小儿呼吸系统特点进行保健

呼吸系统包括鼻、咽、喉、气管、支气管和肺。

小儿鼻腔窄小，鼻黏膜柔嫩，血管丰富，还没有长鼻毛，不能阻挡微生物和灰尘，容易感染，引起鼻黏膜充血、肿胀，呼吸困难，小儿不得不张口呼吸，这就为病菌的侵入创造了有利条件，因而容易引起鼻炎、扁桃体炎等。小儿出生后即有咽后壁淋巴结，1 岁后开始缩小，2 岁时消失，所以 1 岁内咽部急性化脓性感染容易波及咽后壁淋巴结，形成咽后壁脓肿。1 岁以内的婴儿，扁桃体发育较差，

61

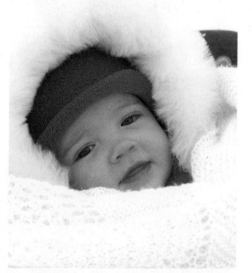

毛细支气管的增长却较慢，其口径的增长在4~5岁时才开始，这种肺和气管发育不平衡，使婴儿小气管有轻微的炎症，就可发生阻塞，甚至发生倒气和死亡。

小儿呼吸系统还处在生长发育的过程中，其构造还不完善，生理和免疫功能较差，很容易得呼吸道疾病，因此，做好婴幼儿呼吸系统的卫生保健工作十分重要。

5岁左右达到高峰，以后又逐渐退化，因此扁桃体炎常见于学龄期儿童。小儿喉腔狭窄，黏膜柔嫩，富于血管及淋巴组织，因此轻微的炎症即可发生水肿，引起吸气性呼吸困难。此外小儿的气管、支气管较狭窄，管壁柔软，缺乏弹力组织，易塌陷，黏膜柔嫩，血管丰富，黏液腺分泌黏液少而较干燥，黏膜上纤毛运动较差，不能很好排出微生物，所以不仅容易感染，也容易引起呼吸困难。

小儿由于肺发育不成熟，对外界因素如寒冷、有害气体等非常敏感，影响了肺表面活性物质生成，即影响了换气的正常进行，当肺有炎症、缺氧时，容易造成肺不张。此外，胎儿出生后数年内肺泡增长很快，在肺泡增长的同时，和肺泡密切相关的周围

爱心提醒：

家长应注意小儿胸廓发育是否正常，因其直接影响到肺的发育和呼吸运动。为使小儿胸廓正常发育，应教会小儿坐、立、走的正确姿势，并让小儿进行一定的体育锻炼。小儿因呼吸功能尚不健全而呼吸量不大，耗氧量却因新陈代谢旺盛而较大，因此应让小儿多在空气新鲜的室外活动。室外空气新鲜，含氧量高，这样既可弥补小儿因呼吸功能不健全而引起的缺氧，又可使小儿精神饱满，情绪愉快。培养小儿良好的呼吸习惯，让小儿用鼻呼吸，可预防上呼吸道感染。要教导小儿不用手指挖鼻孔，以防鼻腔感染或出血。总之要根据小儿呼吸系统的特点做好卫生保健工作。

怎样根据小儿消化系统特点进行保健

消化系统由消化器官和消化腺组成，消化器官包括：口腔、咽、食道、胃、十二指肠、小肠、小肠、大肠、直肠和肛门。消化腺包括：胃腺、小肠腺、唾液腺、肝、胆汁胰腺。

小儿由于处在生长发育阶段，与成人有许多不同之处，其消化系统也具有一定的特点。

1 口腔的特点

（1）小儿口腔黏膜柔嫩，血管丰富；容易损伤和出血，故不能用手或粗糙的物品擦洗。舌短而宽，咀嚼肌发育好，所以出生后即能吮奶。新生儿唾液腺发育不完善，唾液分泌量小，5个月内婴儿唾液反应呈酸性，不利于唾液淀粉酶发挥作用。

（2）处于换牙阶段的小儿口腔较小，黏膜薄嫩，易于损伤。

婴儿的牙齿叫乳牙，在出生后6～8个月开始出牙（也有早至4个月或晚至10个月才出牙的，这都属于正常范围），2岁左右基本出齐，共20颗。从六七岁开始，乳牙左右

基本先后脱落，逐渐换上恒牙。13岁左右与乳牙交换完成，12颗磨牙是在乳牙后边增生出来的。其中4颗智齿，通常在25岁出齐，有的人终生不出。

小儿换牙是一个正常的生理过程。新生儿有20个乳牙的牙胚，婴儿期，在乳牙萌出的过程中，恒牙已开始发育；在恒牙逐渐发育成熟的过程中，乳牙的牙根逐渐被吸收。于是，乳牙松动、脱落，恒牙露出牙槽。小儿恒牙出现的顺序和乳齿萌出的顺序基本上是一致的。

（3）易得龋齿。小儿乳牙釉质较薄，牙本质软脆，容易被残留在齿缝里的食物经细菌作用而腐蚀，产生龋齿；受忽冷忽热的刺激或咬硬东西，也可能使釉质产生裂缝或脱落。乳牙的牙髓腔较大，外层组织较薄，一旦

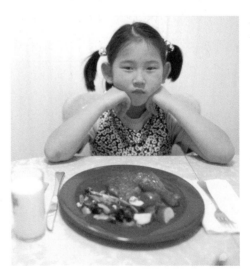

产生龋齿，很容易穿通，使牙神经暴露在外，引起疼痛。

龋齿的危害性很大：小儿不能很好地咀嚼食物，势必加重胃的负担，造成消化不良；引起牙周围组织的感染，病菌会从患处侵入机体引起其他疾病，如胃炎、风湿病、心脏内膜炎等；使恒牙的萌出受到阻碍或错位，影响换牙的正常进行，造成牙列畸形。

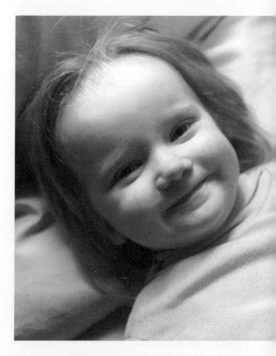

2 食道与胃的特点

（1）食道。小儿食道比成人的短而狭窄，黏膜薄嫩，管壁弹性较差，易于损伤。

（2）胃。新生儿的胃呈水平位，至开始行走时，才逐渐变为垂直。幽门括约肌发育较好；贲门括约肌发育较差，关闭作用不强，过多吞咽空气后，容易发生溢奶现象。小儿的胃容积较小，胃黏膜薄嫩；胃壁肌肉组织、弹性组织及神经组织的发育都未完善，伸展、蠕动机能差；胃腺数目和胃液中消化酶含量少，胃酸浓度低。所以，小儿消化能力较弱。

3 肠的特点

（1）吸收能力比较强。成人肠的总长度为躯干的 8~9 倍，小儿肠的总长度相当于躯干的 12~13 倍；肠

黏膜发育较好，有丰富的血管和淋巴管；肠的内径较宽，分布在肠壁上的绒毛数几乎和成人相等。所以，小儿的吸收能力相对来说比消化能力强。

（2）肠的位置不太固定。婴幼儿由于肠的位置不稳固，容易发生肠套叠，尤其是婴儿。

（3）肠壁肌肉组织弹性较差。小儿由于肠壁肌肉组织弹性较差，肠的蠕动能力比成人弱，肠的内容物能过较慢，因此容易发生便秘和粪中毒。

4 肝脏的特点

（1）小儿的肝脏相对来说比成人大。5~6 岁的小儿肝脏重量约占身体总重量的 3.3%，而成人的只占

2.8%。正常婴儿的肝脏常可在右锁骨中线肋缘下约2厘米处摸到，质软如舌；6~7岁以后缩入肋弓内不易触摸到。

（2）胆囊小，胆汁少。小儿由于肝小叶和肝细胞发育不健全，胆囊小，分泌胆汁较少，消化脂肪的能力差。

（3）解毒功能差。小儿的肝脏解毒功能差，抵抗力弱，容易感染。同时，小儿肝脏血管丰富，含血量较多，结缔组织少，肝细胞代谢旺盛，所以患肝炎后恢复快，肝不易硬化。

5 胰腺的特点

小儿有胰腺但不发达，刚出生时仅重2~3.5克，4~5岁时重20克，成人可达65~100克。婴幼儿胰腺富有血管及结缔组织，但实质细胞较少，

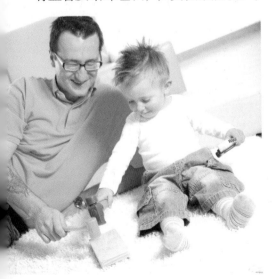

分化不全。新生儿期，胰腺已能分泌较多的胰蛋白酶、脂肪酶和淀粉酶，但淀粉酶在3个月以下的小儿身上活性较低，因此，不宜过早地喂婴儿淀粉类食物。小儿期，胰腺分泌的消化液接近成人标准，跟肠液协同作用，保证了小肠内消化过程的最后完成。

消化功能健全，小儿就能获取充足的营养，促使机体健康地生长发育。因此，必须注意小儿消化系统的卫生。

怎样根据小儿泌尿系统特点进行保健

1 小儿泌尿系统的特点

（1）肾功能差。肾脏在1岁和12~15岁两个时期发育最快。婴幼儿时期肾皮质发育不全，肾功能较差。年龄越小，肾小球的滤过率和肾小管的再吸收功能越差，对尿的浓缩和稀释功能也越弱，所以婴幼儿容易脱水或水肿。

（2）膀胱贮尿功能差，排尿次数多而控制力差。小儿膀胱肌肉层较薄，弹性组织发育尚未健全，贮尿功能差，故排尿次数较多，而且神经系统对排尿过程的调节作用也差，所以不易主动控制排尿过程。出生1周后

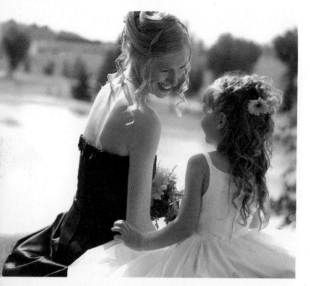

仅长 1 厘米，至青春期才长到 3 ～ 5 厘米，而且尿道与外界相通，开口处接近肛门，所以容易发生尿路感染。感染后，细菌可以经尿道上行到膀胱、输尿管、肾脏，引起膀胱炎、肾盂肾炎。因此，给女婴擦屁股时，应由前向后，绝不可自后向前。

2 小儿泌尿系统的卫生保健

（1）培养小儿定时排尿的习惯。在组织集体活动之前，教师应提醒小儿排尿。但要注意不能太频繁地让小儿排尿，否则会影响他们正常的贮尿功能，引起尿频；也不要让小儿长时间憋尿，因为尿的生成是连续的，而膀胱的贮尿量有一定的限度。如果积尿太多，膀胱过分膨胀，使膀胱壁

的新生儿每天排尿 20 ～ 25 次，1 岁时每天排尿 15 ～ 16 次，学前期和学龄前期每天排尿 6 ～ 7 次。

（3）尿道短，易感染。小儿尿道短，特别是女孩的尿道，因为黏膜薄嫩，所以容易受伤。新生女婴尿道

 好妈妈手册

适合尿路感染患儿的食疗方

　　小儿患上了尿路感染，家长除了配合医生积极用药外，还可给小儿来点食疗"加餐"。食疗易为小儿接受，有助于疾病康复，而且制作简便。

　　甜粥：取红小豆、绿豆各 50 克，麦仁 30 克，红糖 20 克，红枣 10 枚。将红小豆、绿豆、麦仁、红枣洗净，一同放入砂锅。加水浸泡 1 小时，用大火煮沸，再用文火煮到豆烂，调入红糖拌匀即成。每天 1 次，可当早餐食用，有利尿消炎、清热解毒的功效。

　　冬瓜汤：有清热利尿作用，适合尿路感染患儿饮用。

　　凉拌苦瓜：是不错的选择，有清热利尿作用。

　　金银花露饮料：在开水中兑入适量金银花露，也有清热解毒之功。

　　新鲜蔬果汁：如胡萝卜汁、苹果汁等，可以减轻尿频、尿急症状。

过度伸展而失去收缩能力，会发生排尿困难，也容易造成感染。

（2）预防遗尿症。部分小儿不能随意排尿，患有遗尿症。小儿遗尿后，必须及时为他们更换内衣。一般的遗尿症常常是由吃了刺激性的食物，饮了大量的液体，受了剧烈的精神刺激，或睡眠不正常引起的。因此，要防止夜间遗尿，必须为小儿安排合理的生活规律，睡觉前少吃流质食物，避免精神上受刺激，注意合理的营养，适当组织体育运动，避免过分疲劳，不要侮辱与歧视有遗尿现象的小儿。

（3）培养小儿每天晚上洗屁股的习惯。护理婴儿时，必须注意用清洁的尿布在晚上或大便后为他们洗屁股。不要让小儿穿开裆裤。厕所、便盆要每天洗刷，定期进行消毒。

（4）每天供应小儿足够的开水。人体的部分代谢物必须溶解在水中才能排出体外，人体每天摄取和排出的水量要维持相对平衡，组织细胞才能正常进行生理活动。因此每天要让小儿喝适量的开水，使体内废物能及时随尿排出，维护身体健康。另外，人体内如有充足的尿液自上而下流动，可以清洗尿道及减少感染。

（5）纠正个别小儿玩弄生殖器的习惯。个别小儿有玩弄生殖器的习惯，这需要分析原因，及时纠正。但不能用命令或斥责的语气，最好先转移其注意力，再用合适的方式加以纠正。

怎样根据小儿皮肤特点进行保健

保护皮肤最重要的是使皮肤清洁。如果皮肤不清洁，脱落的皮屑、汗液、皮脂和灰尘积存多了，就有利于细菌生长繁殖，容易引起皮肤病和其他疾病，并且堵塞汗腺和皮脂腺的开口，使汗水和皮脂不容易排出。实验证明，清洁的皮肤具有杀菌的能力。如果把副伤寒杆菌分别放在清洁和不清洁的皮肤上，10

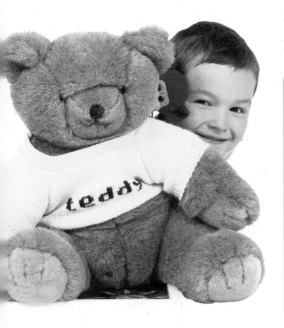

分钟后清洁的皮肤上副伤寒杆菌死亡85%，而不清洁的皮肤上只死亡5%。因为清洁的皮肤可以分泌一种溶菌酶，不利于细菌的繁殖。小儿皮肤的保护功能较弱，要特别注意清洁。

1 培养小儿良好的盥洗习惯

教育小儿要每天用香皂洗身体裸露的部分，饭前便后要洗手，玩沙子或其他游戏后要洗手；要教小儿勤洗澡，勤洗头，勤换内衣，勤剪指甲。

2 注意小儿衣着卫生

为小儿挑选的衣料应能保温、吸汗和透气，质地宜柔软、轻便。小儿的贴身衬衣宜选用棉布料。因为化纤品保温性虽好，但吸湿性和透气性差，皮肤易受排泄物的刺激而得病；毛织品虽保温，但易与小儿的颈项和耳朵摩擦而使之发红。小儿服装的式样要简单美观，便于小儿自己穿脱和活动。成人应根据气候的变化和小儿的活动情况，及时为小儿增减衣服，但要注意不能让小儿穿得太多，要知道，稍微穿少些也是一种锻炼，可以使小儿增强适应气候变化的能力。

3 加强体育锻炼和户外活动

要组织小儿进行适当的体育锻炼，并且保证每天有一定的户外活动时间。体育锻炼能促进人体的新陈代谢，改善皮肤的血液循环，增强皮脂腺和汗腺的分泌活动，减少皮肤病的发生。经常在户外活动，可以逐渐增强皮肤调节体温的能力，提高人体对冷热气温的适应能力，增强抵抗力。

4 预防和及时处理皮肤轻伤

皮肤经常跟外界接触，小儿又活泼好动，缺少生活经验，因而容易引起皮肤外伤。成人要对小儿加强安全教育，预防意外事故发生。小儿有了外伤，成人要及时处理。轻微的，可以在伤口上先涂碘酒或红药水，然后用消毒纱布包好。如果伤口较深且被污染，应立即请医生治疗。

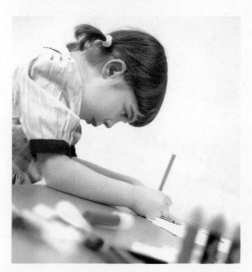

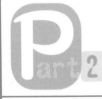

Part2 中篇　婴幼儿疾病与饮食健康

婴幼儿因为生理功能发育不完善容易感染疾病，而婴儿的消化吸收功能又极弱，如果饮食不合理就会加大其染病的概率。

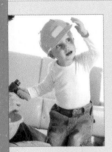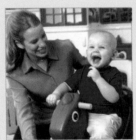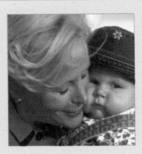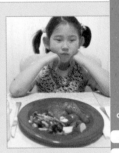

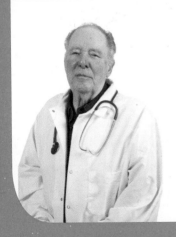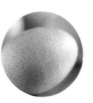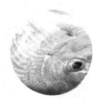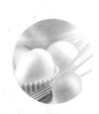

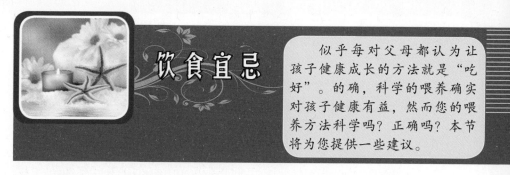

饮食宜忌

似乎每对父母都认为让孩子健康成长的方法就是"吃好"。的确，科学的喂养确实对孩子健康有益，然而您的喂养方法科学吗？正确吗？本节将为您提供一些建议。

不要让小儿吸空奶嘴

有些年轻妈妈，为哄婴儿不哭，或想让婴儿快点睡觉，常将空奶嘴放到婴儿嘴里。其实，这样做是有某些害处的，会给婴儿带来不良后果。经常给婴儿吸空奶嘴会使其牙齿变形，因为婴儿用力吸奶嘴，就会导致牙齿变形，造成牙齿生长不齐，长大后就会有一副非常难看的龅牙。婴儿吸空奶嘴时会把大量的空气吸进胃肠道，

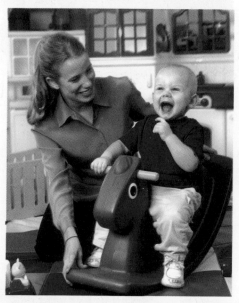

容易引起腹胀，食欲减退，营养不良，容易被细菌、病毒等感染，久而久之，就会扰乱消化功能，但到了吃奶时，又因消化液的分泌减少或不足，而影响奶水的消化吸收。长此以往，会影响婴儿健康成长。

食物忌咀嚼后再喂小儿

在给婴儿喂食物时，有些人心疼小儿咬不动、嚼不烂，常常把食物放在自己的嘴中咀嚼后喂小儿。这种做法非常不卫生。因为成人的口腔中可能存在着细菌和病毒，当用嚼烂的食物喂小儿时，细菌和病毒就会随着食物进入小儿口腔，小儿的抵抗力弱，容易得病。所以应该让小儿自己咀嚼食物，这样也有利于小儿下巴骨骼和咀嚼肌的发育。通过咀嚼还可以刺激唾液的分泌，对小儿的吞咽和消化也有好处。所以说，只要把食物煮得烂一些，直接喂小儿就可以了。

小儿不宜常食单一的米粉类食物

母乳不足或牛奶不够，可加用些米粉类食品作补充。近年市面上名目繁多的糕干粉、健儿粉、米粉、奶糕等，均以大米为主料制成。其中含79%的碳水化合物、5.6%的蛋白质、5.1%的脂肪及B族维生素等，蛋白质含量很少。可是婴儿最需要的是蛋白质，因此如只用米粉类食物代乳喂养，则会出现蛋白质缺乏症，不仅造成小儿生长发育迟缓，神经系统、血液系统和肌肉的生长受影响，而且会使小儿抵抗力低下，免疫球蛋白不足，易患疾病，甚至造成预后不良。

小儿发热忌盲目哺喂

> 发热可能预示着身体已经患上了某种疾病。小儿突然发热，并伴有呕吐、腹泻、呼吸困难、意识不清等病症，必须立刻送院治疗。

若单是发热而没有其他症状时，可让小儿安静地躺在空气畅通的床上，试用冰枕或冷毛巾敷在他头上，再用暖毛巾为他擦遍全身，让其体温下降。最好每隔15分钟为小儿测量

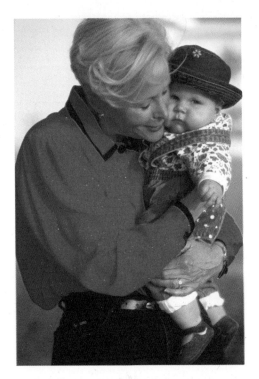

1次体温，做暖水浴，同时宜给小儿吃具有生津止渴功效的梨、柑橘等水果。如果热度不减，不要随便给吃退热药，因为小儿的身体状况与成人不同，服用不当反而会有危险。

有些父母以为，小儿发热必然消耗大量体力，便迫不及待地为小儿提供含有大量营养及高热量的食物。其实这样做反而加重小儿的症状，因为发热期间，消化系统出现障碍，胃肠道的蠕动因而减慢，小儿通常没有食欲，若强迫小儿进食，会引起恶心、呕吐或腹泻等。

发高热的小儿，必须以出汗的形式去蒸发热能，故会消耗大量水分。

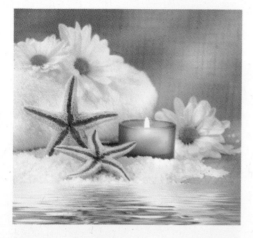

因此，发热期间的小儿，最需要补充的并非食物，而是水分。

发热期的饮食，必须以流质或半流质为主。

小儿吃盐过多的危害

小儿的口味与家长有关，家长的口味重，小儿饮食中的盐含量也会增多。据了解，目前我国家庭的饮食中普遍含盐量超标。有的人认为让小儿多吃些咸味菜能调节口味，促进食欲。有的家长即便知道吃盐多对身体有害，也认为那是针对肾炎或高血压患者而言。事实上，吃得过咸不仅对患者有害，对本来健康的人也大有害处。盐的主要成分是氯化钠，其中钠离子与肾炎、高血压有密切关系，因而肾炎、高血压患儿要减少食盐量。医学研究发现，日常进食盐量过多，还容易引起心血管疾病。另外，小儿吃盐过多，还是导致上呼吸道感染的诱因。因此，家长在给小儿准备膳食时，一定要注意减少盐的成分，并使用加碘盐，以利于小儿大脑的健康发育。

橘子适合小儿食用吗

橘子含有多种维生素、矿物质、糖分、粗纤维，属于颇受人们喜爱的水果。不过橘子含有丰富的胡萝卜素，如每天吃 500 克左右，连吃 2 个月，可出现高胡萝卜素血症，表现为手、足掌皮肤黄染，渐染全身，可伴有恶心、呕吐、食欲不振、全身乏力等症

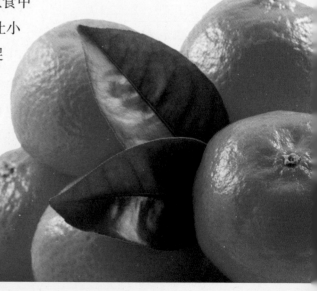

婴儿以饮用鲜果汁，如西瓜汁、橘汁配制的，或用煮菜水自制的饮料为宜；大点的小儿尽量培养其饮用白开水的习惯，不得已时可于饭后饮用适量的低糖饮料，这种饮料最好也是自行制作的，同时要注意卫生，喝多少就做多少，不可长时间存放，以防变质。

状，有时易与肝炎混淆。胡萝卜素在肝脏中转变成维生素 A，而大量的胡萝卜素在小儿肝脏不能及时转化，就随血液遍及周身各处沉积，使身体产生不良反应。有些小儿吃橘子过多还会出现中医所说的"上火"表现，如舌炎、牙周炎、咽喉炎等。因此应注意控制橘子的食量。

"水里藏刀"——不要随意给婴儿喝饮料

目前市面上各种饮料包装上的配方成分概括起来有：天然果汁、香精、维生素、矿物质、糖、食用色素、防腐剂等，但都未说明含量。有的配方中还含有激素和防腐剂。其实，防腐剂、食用色素等对人体毫无用处，反而要经肝脏解毒后才能排出体外。食欲正常的小儿会因在饭前饮用大量饮料而冲淡胃液，使食欲减退；饮料含

糖过多还会影响进食量，而糖又代替不了营养全面的饭食。而食欲旺盛的肥胖儿，由于大量饮用含糖饮料而更加肥胖。有的饮料由于制作过程中要求不严或贮放超过保质期，致使饮料含菌量超标或变质，饮后会引起小儿胃肠不适，长期饮用也会对身体不利。

冰冻食品对小儿害处多

炎炎夏日，冰箱的确是人们生活中不可缺少的电器之一。但过于依赖它也会导致许多疾病。有专家指出，长期直接吃冰箱里的食物不益健康，尤其对小儿的健康十分有害。因为冰箱内的食物和饮料的温度比人体胃内温度要低 20 ~ 30℃，过冷的东西进入胃内，会导致胃内黏膜血管急剧收

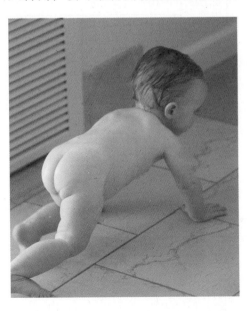

缩、痉挛，造成胃黏膜严重缺血，致使胃酸、胃蛋白酶等明显减少，使胃的消化能力、杀灭细菌能力、免疫能力都出现不同程度的降低，因此容易引发胃部不适或导致胃病。另外冰箱经常是生熟食混放，容易沾染病菌。在日常生活中，有些人误认为冰棒、雪糕等饮品中的细菌都被冻死了，多吃一点没有关系。其实，病菌在低温下只是降低了本身的新陈代谢，减慢或停止了繁殖，根本不可能被冻死。在常温下过一段时间，它们又可以迅速繁殖起来。特别是冷饮中含有的糖、奶、淀粉等物质，是良好的细菌培养基地，有利于病菌迅速繁殖和生长。人吃这种被细菌污染的冷饮越多，引发肠道疾病的可能也就越大。所以，为了防止冰箱成为小儿的疾病之源，就必须让他们尽可能少食或不食过冷的食品或饮品。在冰箱中贮放过的熟食，要先经高温加热或煮过以后再食用，防止沾染有病菌。

不宜给小儿吃精粮

随着现在生活条件的不断提高，人们在饮食方面也开始讲究起来。部分父母在给小儿选择食物时，认为米越精越好，面越白越好，怕小儿吃粗

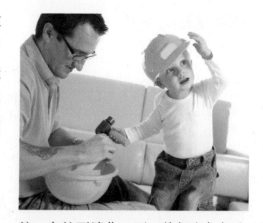

粮、杂粮不消化，而一律把它们拒之门外，所以有不少小儿面色苍白、四肢无力，其主要原因是膳食搭配不合理。作为主食的大米和白面，是供给人体热能的主要来源。人的生命活动需要脂肪、蛋白质、维生素和多种微量元素，精白米面在加工过程中维生素、无机盐和微量元素损失较大，长期以此为主食，很容易导致发生营养素缺乏症，可引起脚气病等，出现头痛、失眠，严重时出现多发性神经炎、全身水肿、表情淡漠等。因此，食物的选择必须是多样化的，主食越杂越好，食谱越广越好。提倡吃粮食时粗细搭配，因为这样可使各种营养素相互补充，特别是补充氨基酸后，可以提高蛋白质的利用率。粗粮杂粮含丰富膳食纤维，对小儿健康有益。粗粮口感上不如细粮好，但如果粗粮细做，巧变花样，不但好吃好看，而且营养会更全面。

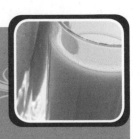

饮食疗法

婴幼儿时期是人的一生中举足轻重的时期，在这期间，为人父母者应充分关注婴幼儿的饮食问题，以保证婴幼儿的健康成长。

婴幼儿饮食分类

通常情况下，可将婴幼儿每天食用的食物分成以下4大类：

1 第一类

含丰富维生素 C、胡萝卜素和矿物质的蔬菜和水果。

蔬菜：油菜、菠菜、胡萝卜、柿子椒、青口小白菜等，它们含丰富的胡萝卜素，是婴幼儿膳食中维生素 A 的主要来源。另外，深色蔬菜中所含的维生素 C、钙和铁均比浅色蔬菜丰富。因此，幼儿应多食用深色蔬菜。

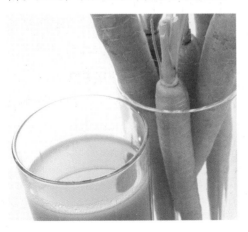

萝卜、菜花、白菜、卷心菜等也含有一定量的维生素 C 和矿物质，但含量不如深色蔬菜高。

水果：山楂、柑橘、枣、柚子含有极为丰富的维生素 C。一般的水果营养成分与浅色蔬菜近似，在条件许可的情况下，应在婴幼儿膳食中安排水果，水果的色、香、味能有效刺激婴幼儿的食欲。条件不许可的，可用蔬菜代替。

2 第二类

供给热能为主的谷类、蔗糖和油脂。谷类供给幼儿所需热能的50% ~ 60%，还供给幼儿需要的蛋白质总量的 1/3 以上，它们还是幼儿膳食中尼克酸、B族维生素的主要来源。谷胚和表皮中维生素和无机盐的含量最多，幼儿膳食中应注意粗、细粮搭配，以提高营养价值。不宜让婴幼儿食用过多的糖，过多食用加上不注意口腔卫生，易影响食欲并导致龋齿。

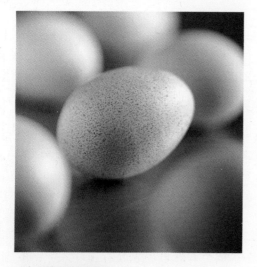

3 第三类

含有丰富蛋白质的食物。这类食物对婴幼儿生长发育有着十分重要的作用，越是年幼的婴幼儿需要的优质蛋白比例越大。含有优质蛋白质的食物主要有：

蛋类：蛋类的蛋白质营养价值最高。含有丰富的维生素 B_2、脂肪及维生素 A，是婴幼儿很好的食物。

大豆及豆制品：大豆是优质蛋白质的主要来源之一，含有比较丰富的蛋白质，比瘦肉中蛋白质的含量高 2 倍。大豆中的脂肪、铁及 B 族维生素含量均高。但大豆蛋白质不易消化，不宜用于 1 ~ 3 岁的幼儿膳食中，可选用大豆制品、豆腐、豆浆、豆干。另外豆腐和豆干中含有丰富的钙，是补充钙较理想的食物。大豆价廉物美，可供 4 ~ 6 岁幼儿食用。

牛奶：是婴幼儿最好的含蛋白食物。牛奶中含有丰富的蛋白质和脂肪，易于消化。牛奶中钙的含量较其他食物高，吸收率也高，并含有丰富的维生素 B_2 和维生素 A。所以，牛奶应作为婴幼儿的重要食物。1 ~ 3 岁幼儿膳食，除辅食外，牛奶应为基本食物。3 岁以后，只要经济条件许可，牛奶仍可作为幼儿膳食的重要组成部分，每天至少摄入 250 毫升。

肝脏：家畜或家禽的肝脏，都含有丰富的蛋白质、铁、维生素 A、维生素 B_2、维生素 B_{12}。幼儿每周至少应吃 1 ~ 2 次肝脏，以保证维生素 A、维生素 B_2 和铁的供给。其他内脏的营养虽不如肝脏营养丰富，但优于瘦肉。

瘦肉类：猪、牛、羊、鸡、鸭、鱼等动物的瘦肉。含丰富优质的蛋白质，也含有大量的铁、脂肪和硫胺素。

血：动物血富含蛋白质、铁及

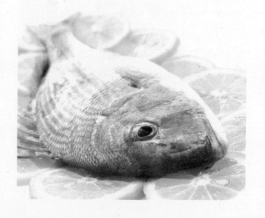

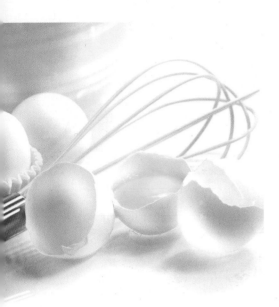

真菌的繁殖，下面的建议可以作为治疗小儿消化不良的一个良好开端。

避免摄入会对胃部造成刺激的食物，如咖啡、酒精、红辣椒、浓缩蛋白质以及任何可能引起过敏的食物。平衡饮食中的酸性食物和碱性食物。

建议增补多种维生素制剂以及矿物质制剂、益生菌（如嗜酸性乳酸杆菌、双歧乳酸杆菌）、维生素 C，进正餐时补充消化酶（存在心痛症状的时候，不要补充盐酸甜菜碱）。

小儿哮喘的饮食疗法

哮喘症状会影响到呼吸以及肺脏，其特征是咳嗽频繁，呼吸困难。通常情况下，哮喘发作是由于潜在的过敏反应、压力事件或环境条件的变动，如天气变化而引起的。维生素 A 有助于保护肺脏的内壁，而维生素 C 则有助于缓解环境中的毒素。必需脂肪和抗氧化营养物质则具有抗发炎的作用。

建议摄入适量的必需油类。如果怀疑小儿出现过敏症状，最好及时咨询营养咨询师。

建议增补多种维生素制剂以及多种矿物质制剂、抗氧化合成物、r-亚麻酸、维生素。

其他营养物质。并且价格低廉，可以说是蛋白质最经济的食物来源。

4 第四类

调味品。包括精盐、酱油、醋、味精等，调味品能使膳食变得更为可口，从而极大地促进婴幼儿的食欲。

小儿消化不良的饮食疗法

引起消化不良的原因有很多，包括胃部产生的胃酸过多或过少。胃酸过多或食管裂孔疝通常会导致胃部灼热。胃酸不足或缺乏消化酶则通常会引起不消化的感觉并降低饮食的效果。真菌感染或肠道细菌数量失衡同样也会导致消化不良以及餐后胃部发胀，因为进食促进了身体内无益的细菌或

纠正您的误区

您的做法对了吗？

饮食不单调。婴幼儿容易厌倦单调食物。为了增进婴幼儿的食欲和避免偏食，保证合理充分的营养，在可能的情况下，应使食物品种丰富多样，色、香、味俱全，主食粗细交替，辅食荤素搭配，每天加1~2次点心。这样做可以增进婴幼儿的食欲，还能达到平衡膳食的目的。

食物避免硬、粗、生。婴幼儿咀嚼和消化功能尚未发育完善，消化能力较弱，不能充分消化吸收营养，因此，供给的饮食或辅食应软、细、熟，如将蔬菜切成菜泥、挤出菜汁，瘦肉切成肉末等。

盲目食用强化食品要不得。当前市场上供应的各种婴幼儿食品中，强化食品很多。倘若盲目地选购各种各样的强化食品给婴幼儿食用，就有发生中毒的危险。家长应仔细阅读食品外包装上所标明的营养素含量。如遇几种食品中强化营养素是一样的，就只能选购一种，否则对婴幼儿有害。必要时家长应及时征求医生或专家的意见。

强填硬塞，孩子吃不消。婴幼儿在正常情况下都知道饥饱，当孩子不愿吃时，不要强填硬塞。俗话说抚养孩子要"三分饥饿，三分寒"，这样孩子才能生长得更好。家长应多尊重孩子的意愿，食量由他们自己定，不要强迫孩子进食，否则，孩子就很可能会产生逆反心理，过于强求还容易使孩子产生消化不良。

咀嚼喂养不健康。有些家长喂养婴儿时，习惯于先自己咀嚼食物，再口对口或吐在小勺里喂养，这样做是因为怕孩子嚼不烂，想帮助孩子咀嚼。其实，这样做反而不利于婴幼儿消化功能的完善。如果能根据孩子的年龄特点和消化程度选择食物，烹调时做到软、细、烂，婴儿虽然没有牙齿或牙齿未长齐，咀嚼能力差，仍是能够消化食物的。咀嚼喂养是一种不卫生的习惯，它会将大人口腔中的致病微生物如细菌、病毒等传染给孩子，而孩子抵抗能力差，很容易因此而患病。

切记每一个孩子都是不同的个体，而且胃口也有好与不好的时候，家长如果一味如民间传统观点所说，定时定量喂养，在孩子拒绝进食的情况下还千方百计哄他吃饭，一方面容易把正常喂养变成强迫喂养，降低孩子的食欲，导致他们厌食；另一方面也会产生边走边吃和边吃边玩的情况，造成孩子注意力无法集中，结果影响到他们的身心发育。建议喂养婴幼儿应以"顺其自然""以人为本"为原则，这样才能给孩子营造一个宽松的成长氛围，更有利于孩子的健康成长。

Part 3 下篇　婴幼儿疾病的物理疗法

婴幼儿身体的抵抗力很差，易生病，在给婴幼儿药物治疗的同时，最好辅以物理治疗，让孩子的身体尽早强壮起来。

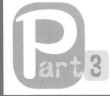
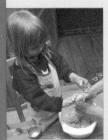
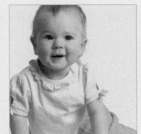
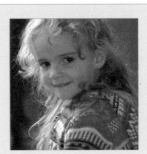
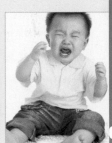
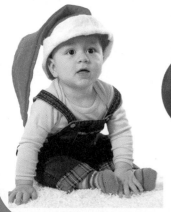

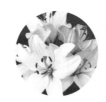

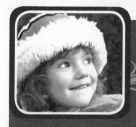

按摩疗法

按摩是用整个手掌对婴幼儿的身体进行平滑的触摸和轻柔的接触，这听起来非常容易，但要做好却是很难的。给婴幼儿按摩不仅是父母与宝宝之间情感沟通的桥梁，还有利于宝宝的健康成长。

通常而言，婴幼儿按摩具有帮助婴幼儿加快新陈代谢、减轻肌肉紧张等功效。通过刺激婴幼儿的皮肤可使其体内产生更多的激素，促进对食物的消化、吸收和排泄，加快体重的增长。按摩活动了婴幼儿全身的肌肉，能促进婴幼儿健康发育成长。按摩还能减少婴幼儿的烦躁情绪。纽约一家医院实行每天拥抱及按摩婴幼儿的规定后，1 岁以下婴儿的死亡率从 30% 降至 10%。

几条干净的毛巾，一瓶婴儿专用的护肤乳液，另外还需要心平气和地给婴幼儿按摩。按摩时一定要充满爱心，同时还要观察婴儿是否享受，一旦婴儿表现出不喜欢的样子，就应该马上停止。一般做一套按摩只需要 20 分钟。

现在介绍几种行之有效的婴幼儿按摩方法，愿您的宝宝在您的爱抚下变得更加健康可爱！

温馨提示：

特别需要注意的是，在为婴幼儿按摩时必须谨遵医嘱或由专业人

从婴儿出生的第二天起，就可以给婴儿按摩，母亲是最合适的按摩人选。最好每天给婴幼儿按摩 1 次。最佳按摩时间为喂奶 1 小时后，否则会导致婴儿吐奶。室温最好在 26℃ 左右，室内光线不要太亮。按摩者不要留长指甲，接触宝宝身体之前首先要让自己的双手温暖起来。

建议应准备好一条柔软的毯子，

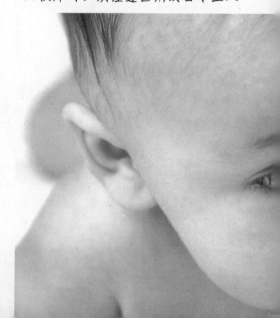

士指导进行，家长切不可擅自操作，以防出现不测。

婴幼儿按摩基本方法

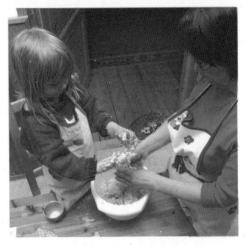

给婴幼儿按摩之前，按摩者应坐在地板上伸直双腿，为了安全起见可在地板上铺上毛巾，让宝宝脸朝上躺在你的腿上，头朝你双脚的方向。在胸前打开再合拢他的胳膊，这能使宝宝放松背部，并得到更好的呼吸。然后模仿走路的姿势，上下移动宝宝的双腿，这个动作能刺激到婴幼儿大脑的两侧。

子两侧。多数宝宝会喜欢这个手法，他们以为是在做游戏，但是如果孩子觉得不舒服就先停止做这个动作，隔天可以再试一次。

2 》按摩胸膛和躯干

两手分别从胸部的外下侧向对侧肩部轻轻按摩，然后由上而下反复按摩宝宝的身体，如果他表现出不舒服的样子，就换一个姿势。这个动作使宝宝的呼吸变得更顺畅。

1 》按摩面部

用你最柔软的两根手指，由中心向两侧缓缓抚摸宝宝的前额。然后顺着鼻梁向鼻尖滑行，再从鼻尖滑向鼻

3 》按摩胳膊和双手

用一只手轻握着宝宝的左手并将他的胳膊抬起，用另一只手按摩宝宝左胳膊，从肩膀到手腕，再到每一个手指，依次按摩，轻轻摩擦宝宝的小手，将他的手掌和手指打开。另一侧做同样的动作。长期坚持按摩可以有效地增强宝宝的灵活性。

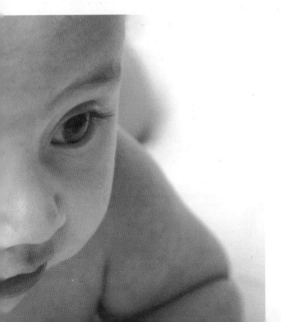

好妈妈手册

在给宝宝做按摩的时候，不妨放一些轻音乐，同时温柔地跟他说话，"给你捏捏小脚丫""这是你的大拇指"等。按摩还能刺激宝宝大脑的发育。但是按摩并不适合所有的宝宝，骨折、发高热、皮肤感染的宝宝都不能做按摩，患有其他疾病的宝宝是否能做按摩则应听取医生的意见。

4 按摩腹部

用整个手掌轻轻地从宝宝的肋骨一直按摩到骨盆位置，用指腹自右上腹滑向右下腹，左上腹滑向左下腹。按摩腹部可帮助宝宝排气、缓解便秘症状。

5 按摩背部

如果孩子不介意后背朝上，可以试着让他俯卧在你腿上，用手掌从宝宝的脖子到臀部自上而下按摩。也可以让宝宝平躺，用一只手托起宝宝的臀部，另一只手轻轻地从脖子慢慢向下揉搓宝宝的脊梁骨。长期坚持按摩有助于增强婴幼儿的免疫力。

6 按摩腿脚

用一只手扶着宝宝左脚踝，把左腿抬起，用另一只手按摩宝宝的左腿，从臀部到脚踝，然后用手轻轻抚摸宝宝的小脚丫，从脚后跟到脚趾自下而上按摩。另一侧做同样的动作。按摩腿脚能够增强宝宝的协调能力，使宝宝的肢体更灵活。

中医按摩指法

1 揉百会穴

可用拇指或中指揉搓百会穴。揉百会穴可以起到安神镇静、升阳举陷的效果。操作时将拇指或示指放在百会穴上，用力缓缓揉动，顺时针、逆时针方向交替进行。手法柔和，由轻到重，用力不宜过大。用于治疗小儿感冒、头痛。注：小儿的囟门一般在

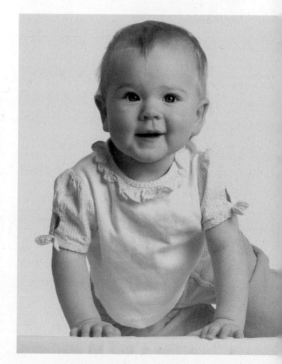

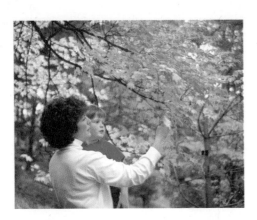

1 ~ 1.5 岁闭全，因此本法适用于 1 岁半以上的小儿。

2 扯大椎穴

扯大椎穴时可以用示指、中指提捏。可收到发汗解表、清热解毒之功效。用屈曲的示指、中指蘸清水在穴位上提捏，至局部皮肤出现轻度红紫为止。动作宜有力、干脆。用于治疗小儿感冒、发热、流涕、咳嗽等。

3 掐十宣穴

主要是用拇指掐十宣穴。掐十宣穴的功效为开窍醒神、清热镇静。

用拇指指甲掐患儿十指指尖及指甲内赤白肉际处，左右手各掐 5 次。操作时以掐为主，动作宜协调轻柔。用于治疗小儿发热、惊风。

4 推上三关

推上三关又可分为拇指推法、示指推法、中指推法。

操作时以拇指桡侧面或示、中指腹自患儿腕关节桡侧推向肘部。该指法的功效为温阳散寒，补气行血。以推法为主，动作宜协调柔和，可操作 200 次左右。

用于治疗小儿消瘦肢冷、气血虚弱、长期腹泻、关节疼痛。

5 补脾土

操作时沿着患儿拇指桡侧边缘向掌根方向反复直推。该指法的功效为补气和血、健脾和胃。用力要轻，速度要均匀，频率保持在每分钟 200 次左右。

用于治疗小儿厌食、消化不良、贫血、久泻等。

6 推肾水

推肾水的种类有拇指推法。可收到补肾益脑、清利湿热、温养下元的

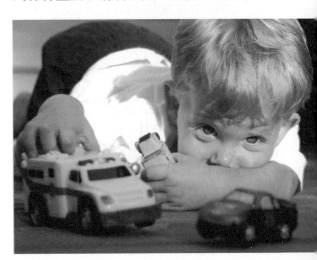

功效。

具体操作时用拇指沿患儿指根推向指尖方向，然后再向指根方向直推。动作宜轻柔，速度宜保持均匀。

用于治疗小儿发育迟缓、消化不良等。

7 揉按中脘穴

揉按中脘又可分为掌根揉按法、指端按揉法。

操作时用掌根或指端揉按中脘穴。揉按结合，动作宜缓慢有节律，力量适中，可操作150次左右。按揉中脘的功效为消食利气、健脾和胃。按揉中脘的适应范围是胸骨下端至脐

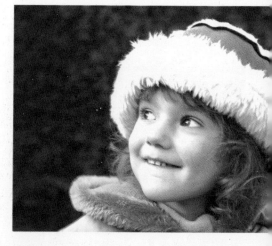

连线上。

用于治疗小儿食欲不振、消化不良、腹泻、发育迟缓、毛发稀疏等。

8 提 捻 法

又称捏积疗法。提捻法又可分为两指提捻法和三指提捻法。

让患儿俯卧，操作时将双手抵于小儿骶骨尾椎，拇指在下，示指在上，将皮肤提起后，用拇指沿督脉（后正

好妈妈手册

以上按摩操作简便易行，易为小儿接受，治疗前可咨询一下中医大夫，或参阅有关穴位图，以便找准有关穴位。手法要刚柔相济，轻而不浮，深透有力，和缓均匀，每天可按摩1次，每次15分钟左右，20天左右为1疗程。这样不仅可以避免小儿经常打针吃药和吃药难，而且免去了药物带来的不良反应。

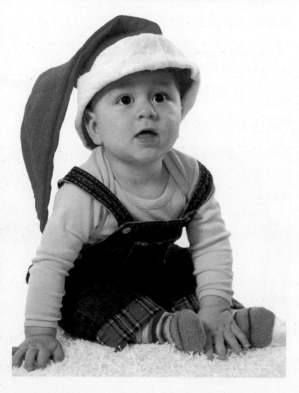

小儿按摩保健法，除家长操作外，对年龄较大的儿童亦可教其自我按摩。长期坚持按摩，可达促进发育、强身健体的目的。

中线）滑动性地拿捻，连续操作五六次，以局部出现潮红为宜。双手配合宜有规律，灵活有力。提捻法的功效为消积导滞、调理脾胃。

用于治疗小儿食积、腹胀、厌食、呕吐等。

预防复感的按摩疗法

根据中医扶正固本法的治疗经验，利用按摩方法防治复感儿，经实验研究证实其确实有一定的疗效，预防复感有效率达 89%。

按摩手法：一掐、二揉、三推。

掐商阳穴：用拇指、中指夹住患儿示指两侧指甲角旁商阳穴，掐 10 次。

揉太阳穴：用拇指分别在患儿眉梢后凹陷的太阳穴处揉 50 次。

揉耳后风池穴：用拇指分别在患儿耳后入发际乳突后缘下陷处揉 50 次。

推赞竹：用拇指自患儿眉心中点起，交替向上直推至前发际 50 次。

推坎宫：用拇指自患儿眉头向眉梢推 50 次。

推三关：用拇指沿患儿手腕鱼际上推至曲池 100 次。

防止感冒的按摩疗法

（1）双手快速互擦至发烫为止，然后将发烫的手按在前额，按顺逆时针方向各环摩面部 50 次，以面部微红有温热感为度。

（2）以两手示指快速上下推擦鼻子两侧，用力不宜过重，以局部产生的热感向鼻腔内传导为度。

（3）以双手拇指和示指搓揉双侧耳垂，反复操作 2 分钟左右，以耳垂发热、发红为度。

（4）以手掌心摩擦肩部、背部，以透热为度。

（5）按揉曲池、合谷穴各 50 次。

本法每天操作 1 次，流感严重流行时，可增至 2 次左右。

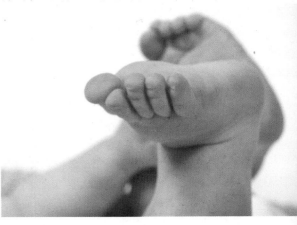

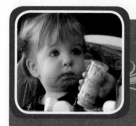

推拿疗法

推拿，是一种有着悠久历史的非药物的自然疗法、物理疗法，曾有学者赞之为"元老医术"。

通常情况下，推拿是指医者运用自己的双手作用于患儿的体表、受伤的部位、疼痛的部位、特定的俞穴，具体运用推、拿、按、摩、揉、捏、点、拍等形式多样的手法，以期达到推行气血、扶伤止痛、疏通经络、祛邪扶正、调和阴阳的疗效。

推拿一词是由按矫、摩挲、按摩逐渐演变而来的。它不仅是名词的变更，而且包含着千百年来，从事推拿医术的医生们不断发展，不断总结，不断创新的结果。推拿医术是一种古老的治疗疾病的方法，是目前中医学的一个组成部分。

推拿是医生用双手在患儿身体上施加不同的力量，以一定的医疗技巧刺激某些特定的部位，来恢复或改善人体的功能，促进病情康复的一种方法。它是以人疗人的方法，属于现在所崇尚的自然疗法的范畴。由于它方法简便，无不良反应，治疗效果良好，所以几千年来在我国不断地得到发展、充实和创新。尤其是近年来，由于西医学习中医，开办中医学院，对中医事业的发展和提高起到了巨大作用。另外，一些科研机构又对推拿机理开始进行研究，取得了初步成绩，这又在很大程度上促进了推拿疗法的发展。

现在，世界上很多国家都有人重视我国这一传统疗法，据了解有美国、英国、法国、意大利、朝鲜、德国、日本、菲律宾、泰国、新加坡、马来西亚、瑞典、西班牙、印度、越南、阿根廷等国的医生来我国学习。还有

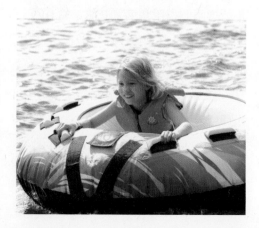

一些国家则聘我国专家出国开办学习班。这说明采用推拿疗法治疗疾病已受到全世界的广泛重视。

下面具体介绍几种常见婴幼儿疾病的推拿疗法，愿您的宝宝早日恢复健康！

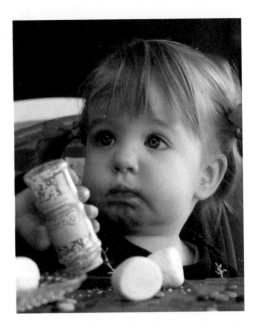

温馨提示:

特别需要注意的是，在为婴幼儿推拿治病时必须遵医嘱或在专业人士指导下方可进行，家长切勿擅自操作，以免发生意外。

小儿湿疹的推拿疗法

（1）用拇指推脾经、肺经、心经、肾经、天河水，各100次。

（2）用拇指点揉血海、阴陵泉、三阴交穴，各2分钟。

（3）用拇指点揉足三里、丰隆穴，各2分钟。

（4）用拇指点压曲池、合谷穴，各2分钟。

上述方法每次反复操作2遍，每天操作2次。

小儿支气管炎的推拿疗法

（1）两手拇指开天门20次。

（2）用拇指推脾经、肺经，各推100次。

（3）用拇指螺纹面在小儿掌心内八卦处，做旋转按摩，左右手各1分钟。

（4）用中指在天突和膻中穴上，沿顺时针方向旋转揉动，各揉动1分钟。

（5）用拇指点压大椎、肺俞穴，分别点压2分钟。

上述方法每次反复操作2遍，每天操作2次。

小儿发热的推拿疗法

（1）操作者用右手示指中指指面，蘸些酒精或冷水。

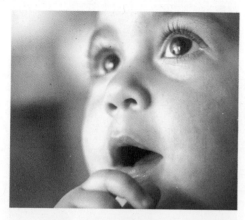

（2）自患儿左手前臂正中腕横纹至肘横纹做直线推动。每分钟约推动200次，推5～10分钟，间隔2小时重复操作1次。

小儿贫血的推拿疗法

（1）用手指掐揉神门、大陵、手心、肾俞穴，反复操作5分钟。

（2）用手指点揉手背腕横纹外侧端凹陷处的阳谷和足三里穴，反复点揉3分钟。

（3）用两手沿脊柱两旁由下而上连续地捏拿患儿肌肤，两手交替，边捏拿边向上推进，自尾骶部开始捏拿至枕颈部，反复操作4遍左右。

（4）用左手或右手的四指螺纹面，绕肚脐周围沿顺时针方向按摩腹部5分钟。

上述方法每次反复操作2遍，每天2次。

小儿痱子的推拿疗法

（1）用拇指推肺经、心经、肝经、天河水、六腑，各100次。

（2）用拇指点压血海、阴陵泉、三阴交穴，各2分钟。

（3）用手指掐揉多汗点、神门、大陵、劳宫、心穴，各2分钟。

（4）用拇指点揉曲池、合谷穴，各2分钟。

上述方法每次反复操作2遍，每天操作2次。

小儿营养不良的推拿疗法

（1）用拇指推脾经、大肠、三关、六腑，各100次。

（2）用手指螺纹面绕脐沿顺时针方向按摩腹部5分钟，以肚脐周围发热为宜。

（3）用示、中二指按摩肚脐2分钟。

（4）用拇指点揉足三里穴2分钟。

（5）用两手沿脊柱两旁由下而上连续地捏拿患儿肌肤，两手交替，边捏拿边向上推进，自尾骶部开始捏拿至枕颈部，反复操作4遍左右。

上述方法每次反复操作2遍，每

天操作 2 次。

小儿睁眼睡的推拿疗法

（1）脾土穴在拇指桡侧边缘，用左手拇指、示指捏住小儿大拇指，用右手指腹，循小儿拇指桡侧边缘向掌根方向直推。

（2）肾经穴在小指末节螺纹面，用左手拇指、示指捏住小儿小指两侧，用右手指腹在小儿小指螺纹面上由指尖向指间方向直推。

（3）外劳宫穴在小儿手掌背正中，可用右手示指指腹，按揉小儿的外劳宫穴。

（4）内八卦穴在手掌面，用左手捏住小儿手指，以小儿掌心为圆心，以掌心至中指根横纹约2/3处为半径，在小儿掌心做圆周运动。

（5）三关穴为线状穴，在小儿前臂桡侧，从腕到肘成一直线。用右手示指、中指，自小儿腕部推向肘部。

（6）用中指指腹或掌根揉动小儿肚脐。

（7）用四指指腹或全掌放在小儿腹部做圆周运动。

（8）足三里穴在小儿膝盖正下方 3 寸再往外侧 1 寸处，可用拇指或中指指腹按揉足三里穴。

（9）用拇指在涌泉穴进行按揉，涌泉穴在足掌心前正中凹陷中。

（10）脊柱属中医督脉，主一身之阳，捏小儿的脊柱可调理阴阳，补肾健脾。操作时，以双手示指轻抵脊柱下方，向上推至大椎穴。同时拇指交替在脊柱上重复按捏动作，共做6遍。

小儿咳嗽的推拿疗法

（1）用拇指推脾经、肺经，各推 100 次。

（2）用拇指螺纹面在小儿掌心内八卦处，做旋转按摩，左右手各按摩 1 分钟。

（3）用中指在天突和膻中穴上，沿顺时针方向分别旋转揉动 2 分钟。

（4）用手指点揉肺穴、咳喘点、胸腔呼吸器区，各点揉 2 分钟。

（5）用拇指推大鱼际区 100 次。

上述方法每次反复操作 2 遍，每天操作 2 次。

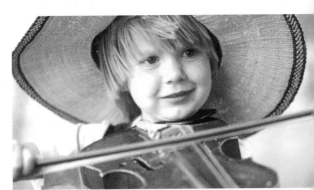

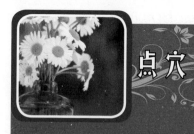

点穴疗法

点穴疗法就是施术者用手指在患儿体表的穴位和刺激线上施行点、掐、压、拍和叩等不同手法的刺激，通过经络的作用使患儿体内气血畅通，促使已经发生障碍的功能活动恢复正常，从而达到治疗疾病目的的一种方法。

点穴疗法以中医的经络、阴阳五行等学说为依据，具有简单方便、安全速效、易学易懂、易被接受等优点。

点穴疗法一方面起源于中国武术中的点穴术和解穴术，另一方面起源于古代按摩术。此法在欧美及东南亚各国都得到自成体系的发展。目前全世界有越来越多的人正在学习和运用点穴疗法来强身健体。下面具体介绍几种常见婴幼儿疾病的点穴疗法，希望对您有所帮助。

温馨提醒：

需要注意的是，在为婴幼儿点穴疗疾时必须谨遵医嘱或在专业人士指导下方可进行，家长切勿擅自操作，谨防发生意外。

小儿受惊的点穴疗法

穴位：印堂、三阴交、合谷、太冲等。

操作步骤：补印堂、三阴交穴；泻合谷、太冲穴。每穴平揉、压放各75次左右。四肢抽搐者，切列缺穴，泻尺泽穴，切阳陵泉穴；晚上睡觉突然惊醒者，补太溪、丘墟穴。神志不宁者，补神门穴。

点穴次序：由上到下，依次点穴。

治疗效果：一般治疗5次左右有

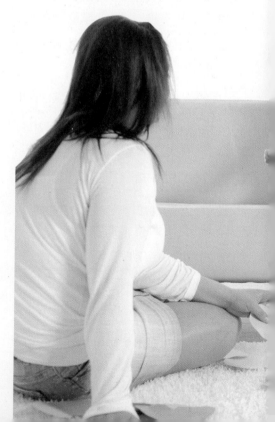

望痊愈。

小儿消化不良的点穴疗法

穴位：内关、三阴交、足三里、合谷、内庭等。

操作步骤：补内关、三阴交、足三里穴；泻合谷、内庭穴。每穴平揉、压放，分别操作100次。

除上述外，尚需循推背部，从第三、四腰椎两旁膀胱经第一线，用拇指侧向上推至相当于第七胸椎的部位，此为1次，共推36次。然后，用两手拇指、中指，把脾俞、胃俞穴部位的肌肉捏住提起，捏住一上一下为1次，共提36次，为泻法。继用拇指侧压住脾俞、胃俞二穴，一压一松为1次，共做54次。然后，用拇指侧从第七胸椎两旁第一线，向下再推至第三、四腰椎两旁处，推54次，为补法。

点穴次序：由上到下，依次点穴。

治疗效果：治疗小儿厌食或慢性腹泻，2～3次即收效，5～10次可治愈。如慢性腹泻长达1个月以上者，则须治疗2～3个月，才能收到明显疗效。

小儿遗尿的点穴疗法

穴位：太渊、气海、命门、肾俞、三阴交等。

操作步骤：气虚者，取太渊、气海、命门、肾俞等穴，都用补法。一般尿床，取三阴交穴。安睡，取关元、气海穴，用补法。每穴平揉、压放、点打，各操作50～100次。

点穴次序：由上而下依次点穴。

治疗效果：一般治疗10次左右可治愈。又因为患儿是小儿，所以在治疗中必须注意如下几点：

（1）晚饭忌食流食，临睡前不要喝凉水或吃冰凉食物。

（2）入睡前禁看恐怖电影与戏剧，避免受到强烈刺激，不要过度

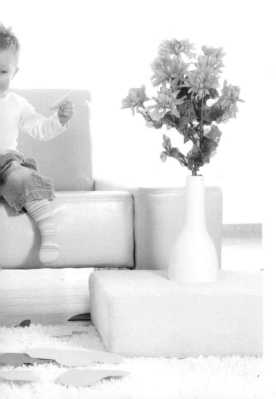

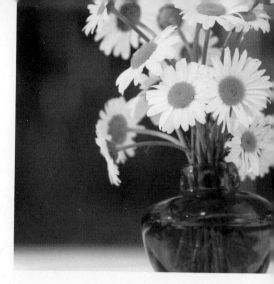

贪玩。

（3）入睡2小时左右，应唤醒小儿小便1次。

小儿摇头症的点穴疗法

穴位：百会、大椎、后溪、陶道等。

操作步骤：补百会、大椎二穴，以其为手足三阳之交会，并补奇经八脉之交会后溪穴。点大椎穴时，还可以补陶道穴，使其加强督脉之效。如出现其他症状，可酌情加穴。每穴平揉、压放，各操作100～200次。

点穴次序：从上到下依次点穴，手法先轻后重。

治疗效果：一般坚持治疗6次左右开始见效；患病时间久、病情严重者，要坚持4个月左右，才能收到明显疗效。

小儿吐泻的点穴疗法

穴位：内关、足三里、合谷、内庭、肾俞、神门等。

操作步骤：补内关、足三里，泻合谷、内庭穴。若久泻脾虚，或属于惊泻者，加补神门、肾俞穴，最后，做腹部振颤法。每穴平揉、压放、点打，各操作100次。注意内关穴不宜

加以点打。平揉合谷穴时，范围宜稍大。治疗体弱气虚的患儿时应采用轻手法。

点穴次序：由上而下依次点穴，手法宜轻。

治疗效果：治疗1次症状可减轻，2～3次可治愈。病情严重或时间久者，要治疗10次以上才能痊愈。

小儿百日咳的点穴疗法

穴位：太渊、膈俞、气海、足三里、偏历、尺泽、身柱、中脘等。

操作步骤：补太渊、膈俞、气海、足三里穴；泻偏历、尺泽、身柱、中脘穴。每穴平揉、压放，分别操作50～100次。注意肺俞穴要点打100次。每天治疗1次。

点穴次序：由上而下，依次点穴。

治疗效果：一般2～3周可收到明显疗效。

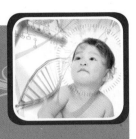

拔罐疗法

拔罐疗法是我国治疗疾病最古老的方法之一，它属于中医外治法范畴，是广大劳动人民长期同疾病做斗争积累起来的宝贵经验。

拔罐疗法有着极其悠久的历史。据有关文献记载，早在公元281～361年间，晋代葛洪著的《肘后方》中就有用角法治病的论述。角法是指以兽角为工具治疗疾病的一种方法。公元750年左右唐代王焘著的《外台秘要》中有竹筒治疗疾病的记载。其次是宋代的苏轼与沈括所著的《苏沈良方》中曾记载了久嗽火筒法这一疗法。明代陈实功著的《外科正宗》中提到了煮拔筒方。清代的《医宗金鉴》则有拔罐疗法的治病记录，由此可见拔罐疗法自古以来便有着广泛的应用。

拔罐疗法与祖国医学一起不断有所创新，制作拔罐的材料也相应地得到改进。从原始的兽角开始，逐渐发展为竹罐、陶罐、玻璃罐，以及煮药罐、药水罐、抽气罐等。拔罐的具体操作方法也是多种多样，如坐罐、闪罐、刺络拔罐、走罐、针罐等。治病范围也是日趋广泛，内、外、妇、儿、五官、皮肤等科，均有很大范围的适应证。而且实践证明，它不仅有治疗作用，更可贵的是还能起到预防作用。因此，拔罐疗法在我国民间享有很高的威信。民间广泛流传着一句谚语："扎针拔罐子，不好也去一半子。"这足以证实拔罐疗法的卓越疗效以及人们对它的信赖与欢迎。在长期临床实践中，人们确切地体会到它具有多

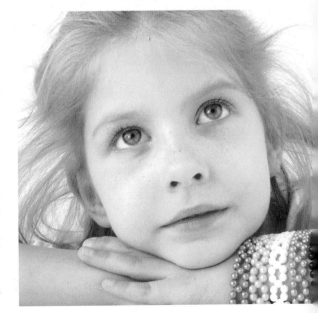

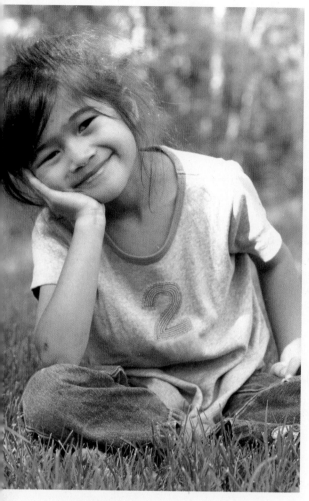

儿体格发育尚不完全，所以家长在为婴幼儿拔罐治病时必须谨遵医嘱或在专业人士指导下方可进行，切勿擅自操作，以免发生不测。

小儿腹泻的拔罐疗法

穴位：神阙、气海、天枢、长强。

操作步骤：令患儿取仰卧位，采用闪火法，迅速将拔罐拔吸在患儿的肚脐上，拔吸后可轻微揉动，推拉拔罐，约持续2分钟左右，接着取以上穴位从上到下依次进行拔罐。每穴10分钟，长强穴连用4次，每次拔罐间隔5～10分钟，每天早晨拔罐1次，拔后用手掌按摩。

小儿肺炎的拔罐疗法

穴位：肺俞、胸背部湿性啰音明显处。

操作步骤：取俯卧位，选胸背部湿性啰音明显处、肺俞穴，取口径7厘米的玻璃罐，吸附在所选部位上，每次治疗10～15分钟，每天2次。另外，在背部两肩胛骨下方，拔小拔罐6分钟左右，还可配合拔大椎、肺俞、身柱等穴。

方面的优点。概括起来说，那就是疗效迅速、应用广泛、方法简便、安全经济。真是多快好省的治病方法。拔罐疗法无论是在医学领域里，还是在家庭环境中，都是值得推广应用的。

现在具体介绍几种常见婴幼儿疾病的拔罐疗法，希望能对您有所帮助。

温馨提醒：

特别需要注意的是，因为婴幼

小儿咳嗽的拔罐疗法

穴位：大椎、身柱、风门、肺俞；天突、膻中、双侧中府、神藏、灵墟；双侧尺泽、太渊、合谷；足三里、丰隆。

操作步骤：每次取 2 ~ 3 穴，留罐 5 ~ 10 分钟，每天治疗 1 次，单穴位 3 天可再拔 1 次，10 次 1 疗程，2 个疗程间隔 4 天左右。

小儿感冒的拔罐疗法

穴位：身柱、肺俞。

操作步骤：令患儿取俯卧位，在以上穴位拔罐，每天治疗 2 次，每次持续 5 分钟左右。

小儿百日咳的拔罐疗法

穴位：大椎、肺俞、膈俞、风门、身柱。

操作步骤：令患儿取坐位，在以上穴位拔罐，每次治疗 10 分钟，对减轻胸闷，气急有明显作用。

小儿遗尿的拔罐疗法

穴位：神阙。

操作步骤：令患儿取仰卧位，采用闪火法，迅速将拔罐拔吸在患儿的神阙穴之上，拔吸后可轻微揉动，提拉拔罐，这样可起到蠕动腹部的作用，注意不应拔吸过久，治疗时间以 2 分钟左右为宜。

小儿厌食的拔罐疗法

穴位：足三里、中脘。

操作步骤：取仰卧位，选生姜 30 克、肉桂 3 克。用水 250 克煮生姜，微沸 10 分钟后加肉桂，再煎 2 ~ 3 分钟取汁。取口径适中的玻璃罐 3 只，倒入药汁，采用闪火法将罐扣于穴上，5 分钟左右取下，每天治疗 2 次。

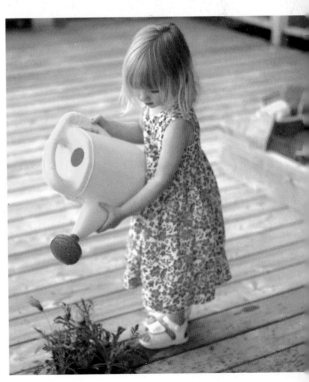

小儿肠道寄生虫病的拔罐疗法

穴位：中脘。

操作步骤：先令小儿取坐姿，施术者将罐拔吸于小儿中脘穴处，然后让患儿慢慢平卧，一般拔吸2分钟左右。若小儿皮肤溃烂则禁止拔罐。

敷贴疗法

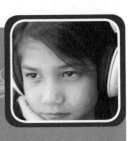

敷贴疗法是指将药物研为细末，与各种不同的液体调制成糊状制剂，敷贴于所需的穴位或患部，以治疗疾病的方法，是常用的中医外治疗法之一。

敷贴疗法一方面能使药力直达病灶发挥作用，另一方面还可使药性通过皮毛腠理而由表及里，循经络传至脏腑，以扶正祛邪，调节脏腑气血阴阳，从而达到治愈疾病的目的。中医传统敷贴疗法历史悠久，源远流长，其临床应用已有3000多年的历史，清代的《理瀹骈文》一文集敷贴疗法之大成，标志着本疗法的临床应用达到了非常高超的水平。现在具体介绍几种常见婴幼儿疾病的敷贴疗法。

温馨提醒：

特别需要注意的是，在用敷贴疗法为婴幼儿治病时必须谨遵医嘱或在专业人士指导下方可进行，家长切不可擅自操作，以免发生不测。

小儿伤食的敷贴疗法

雄黄粉3克，加鸡蛋清、麻油各

适量，充分调匀，擦由剑突下至脐上部位，然后将药敷于剑突下。

小儿高热不退的敷贴疗法

用薄荷、银花各20克，羚羊角粉6克，加入75%酒精100毫升，制成

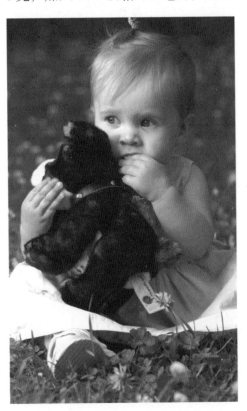

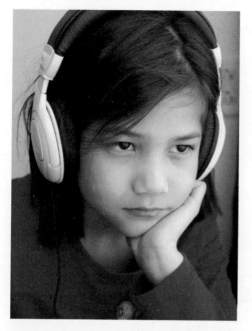

酒剂。使用时再用温开水稀释成40%的溶液，外擦曲池穴、风池穴、大椎穴，可达止惊退热的效果。该法可用于治疗高热不退甚至惊厥的患儿。

小儿疳积的敷贴疗法

用杏仁、榧子、桃仁、冰片、炒莱菔子各等份，共研细末，以鸡蛋清调成稠膏状，敷贴双侧内关穴，可有效治疗小儿疳积。

小儿丹毒的敷贴疗法

赤小豆粉、鲫鱼肉各适量。将鲜鲫鱼肉捣烂，同赤小豆粉调匀，加水和之敷患处，每天2～3次。

小儿扁桃体炎的敷贴疗法

将大蒜（紫皮者佳）捣烂如糊状，敷于双手虎口，约敷2小时左右，以局部皮肤发痒为度。

小儿疥疮皮癣的敷贴疗法

螃蟹1只、猪油适量，将整只螃蟹焙干研末，用猪油调成膏状涂抹在患处。

小儿尿潴留的敷贴疗法

葱白250克、盐500克，将葱白切碎，和盐一起入锅炒热，装入布袋内，热敷肚脐周围及小腹部，凉则再换，反复热敷2～3次。

小儿流行性腮腺炎的敷贴疗法

小麦粉8克、胡椒粉1克，以温水调成糊状，涂纱布上贴患处，每天更换1次，连用数日可痊愈。

小儿鸡眼的敷贴疗法

将乌梅4枚，食醋适量，浸泡

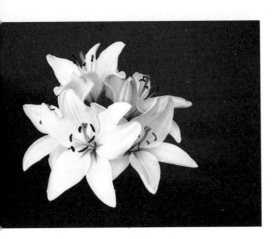

12 小时以上，取出乌梅，剥下乌梅肉贴敷鸡眼表面，用胶布固定，每天换 1 次（每次贴 1 枚乌梅肉，注意浸泡乌梅肉时不能用金属器皿），3 天后鸡眼便会脱落。或者取蜂胶 1 小块，贴敷鸡眼表面，用胶布固定，7 天后鸡眼自行脱落。

小儿胃脘痛的敷贴疗法

连须葱头 30 克、生姜 15 克，一同捣烂，下锅炒热，用布包裹，乘热敷于胃脘部。

其他小儿疾病的敷贴疗法

将药物研末后，敷在足心的涌泉穴，用绷带或胶布固定，第二天早晨取掉。

口腔炎：吴茱萸研末，蛋清调和。

流口水：天南星 1 个，研末醋调。

牙痛：白附子适量，研末水调。

鼻衄：大蒜 2 枚，捣烂如泥，左鼻衄敷右足心，右鼻衄敷左足心，双侧鼻衄则同时敷双足心。

腹泻：苦参、苍术按 3 ：1 的比例，调醋敷双足心，4 ~ 12 小时换 1 次。

夜啼：朱砂 3 克，取薄纸 1 张，表面敷糨糊，而后撒上药末，敷双足心，1 次即可。

哮喘：吴茱萸 10 克，研末醋调，敷双足心，连续敷 48 小时，7 天后可重复 1 次。

咳嗽：吴茱萸 10 克，研末醋调，连续敷 48 小时。

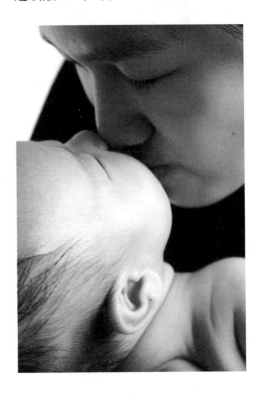

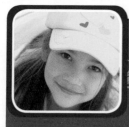

足浴疗法

根据中医辨证施治的原理，选择适当的药物水煎后放入浴盆中洗浴足部，通过药物的治疗作用和对局部经络穴位的刺激作用达到防治疾病的目的，这种治疗方法称为足浴疗法，简称足浴，属于中医外治疗法的范畴。

足浴方法简单，疗效显著，不良反应少，尤其可有效减轻小儿对打针、吃药的恐惧心理，减轻家长的心理负担，因而有着非常广泛的应用。下面介绍几种常见婴幼儿疾病的足浴疗法。

温馨提醒：

需要引起注意的是，在采用足浴疗法为婴幼儿治疗疾病时必须谨遵医嘱或在专业人士指导下进行，家长一定不能擅自操作，以免发生不测。

小儿感冒的足浴疗法

羌活、独活、荆芥、防风、川芎各9克，白芷、前胡、柴胡、生姜各12克。

生姜切片，与诸药一起放在药罐中，加入清水适量，约浸泡15分钟后，置炉上武火煮沸，转文火煮3～5分

钟后，将药液倒入浴盆中，待温后足浴，每次15～20分钟，每天2～3次，每天1剂，连续足浴4天左右，可治疗小儿感冒。

小儿发热的足浴疗法

板蓝根、青蒿、千里光、大青叶、

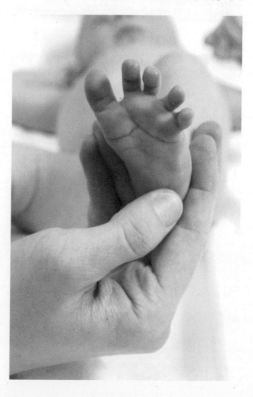

野菊花各 10 克，苏叶、麻黄、细辛、荆芥各 30 克，将上述诸药同放锅中，加清水适量，浸泡 5 ~ 10 分钟后，水煎取汁，放入浴盆中，待温度适宜时足浴，每天 2 次，每次 20 分钟左右，每天 1 剂，连续足浴 2 ~ 3 天，可治疗小儿发热。

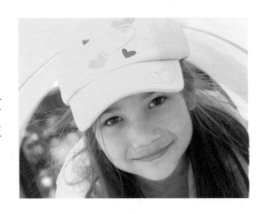

✖好妈妈手册

好好保护孩子的脚

脚部结构非常复杂，在人体的 206 块骨骼中，双脚就占有 52 块，此外还包括 66 个关节、40 条肌肉和 200 多条韧带。足弓可以保护大脑、脊椎和胸腔、腹腔内的器官，被称为"天然的减震器"。因此，宝宝足弓的健康发育就显得尤为重要。

宝宝的足弓还没有形成，骨头和关节很有弹性，宝宝脚底堆积的脂肪也会使足弓变得不明显，所以当他们站立时脚底就会比较平坦，因此为婴幼儿挑选鞋子时需要非常慎重小心。由于宝宝的脚骨还没有完全钙化定型，脚踝稚嫩柔弱，且孩子的这种"平"足会一直延续到 6 岁，直到他们的脚变得较硬，足弓才会显现。

在这一期间穿鞋不合理不仅容易造成脚部永久性畸形，而且还可能使脊柱的生理弯曲发生变形，严重时甚至可以影响到大脑、心脏、腹腔的正常发育。所以带宝宝出门时，需要给他穿上软底的鞋子，免得束缚足弓。

宝宝在家里最好光着脚，因为这样可以增强脚趾抓攀的能力，有助于学步。与成人相比较，宝宝的骨骼较柔软，肌肉力量较弱，心脏收缩力也较弱，不能适应长时间活动，因此宝宝在学走路时应动静结合。同时需要注意，在宝宝足弓尚未较好形成时，勉强练习走路，易使足弓过重而导致扁平足。

常用热水洗脚或烫脚，足底的韧带会遇热变得松弛，不利于足弓的发育形成和维持，因此不要经常用过热的水给宝宝洗脚，更不能用热水给宝宝长时间泡脚。

▶ **给您支招**

小儿便秘的足疗效方

　　小儿便秘是指小儿大便坚硬、干燥、量少或排便困难，多由于摄入食物及水量不足，饮食不当，或突然改变饮食习惯等因素所致。中医认为，肠胃积热，燥热内结，或肠道津枯，热病伤阴，或结积中焦，乳食积滞，肠道失于濡润，气血不足等，均可引起大便秘结，当以通腑泻热、润肠通便为治疗原则。临床观察发现，采用足浴疗法疗效明显，且药源方便，不良反应少，作用平稳，使用方便。现介绍几则足疗效方供您选用。

　　1.生大黄、鸡内金各等量，择净研为细末，装瓶备用。每次使用时取药末10克，用清水或米醋适量调为稀糊状，外敷足心涌泉穴及肚脐孔处，包扎固定，每天换1次，连续治疗4天左右。可清热导滞，消积化食。

　　2.生大黄、焦山楂各等量。将二药择净，研为细末，装瓶备用。每次使用时取药末10克，用清水或米醋适量调为稀糊状，外敷于患儿足心涌泉穴及肚脐孔处，敷料包扎，胶布固定，每天换1次，连续治疗4天左右。可消积化食，清热导滞。

　　3.芒硝5克，研为细末，置伤湿止痛膏中央，外敷足心涌泉穴处，每天换1次，连续治疗4天左右。可清热导滞。

　　4.大黄5～10克，研为细末，醋调为稀糊状，置伤湿止痛膏中心，贴足心涌泉穴上，10～15小时后取下，一般用药1次即可见效。可导滞通便，清热消积。

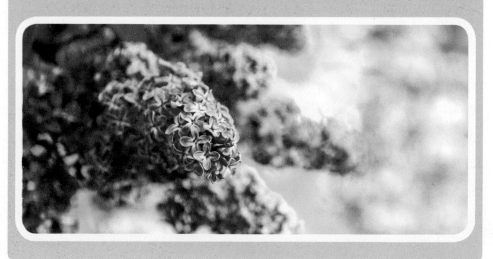

小儿夏季发热的足浴疗法

　　藿香、香薷、荆芥、佩兰、蒲公英、苏叶、金银花、车前草各30克。

　　上述诸药同放锅中，加清水适量，浸泡5～10分钟后，水煎取汁，放入浴盆中，待温度适宜时足浴，每天足浴2次，每次20分钟左右，每天1剂，连续2～3天。可治疗小儿夏季发热。

小儿佝偻病汗出不止的足浴疗法

黄芪10克，棉花根50克。将二药同放锅中，加清水适量，浸泡5～10分钟后，水煎取汁，放入浴盆中，待温度适宜时足浴，每晚足浴1次，每次持续20分钟左右，2天1剂，连续使用7～10剂。可治疗小儿佝偻病夜晚汗出不止，或动则汗出易患感冒。

小儿咳嗽的足浴疗法

杏仁、麻黄、甘草各5克，大力子15克，石膏30克。将上述诸药同放锅中，加清水适量，浸泡5～10分钟后，水煎取汁，放入浴盆中，待温度适宜时足浴，每天足浴2次，每次持续20分钟左右，每天1剂，连续足浴5天，可治疗小儿咳嗽。

小儿呕吐的足浴疗法

生姜、大葱、陈皮各适量。将生姜切片，大葱切段，陈皮切丝，上述诸药放入药罐中，加清水适量，浸泡5～10分钟后，水煎取汁，放入浴盆中，待温度适宜时足浴，每次15～20分钟，每天2～3次，每天1剂，连续足浴2～3天，可治疗各种原因引起的小儿呕吐。

小儿腹泻的足浴疗法

银杏叶100克。将银杏叶加水约2升，煎煮20分钟，待水温至35℃左右，婴儿能耐受时，浸泡搓洗患儿双足20分钟，每天1剂，分2次浸泡搓洗，连续5～7天，可有效治疗婴幼儿腹泻。或者用白果树叶50克，加水2升煎汤，浸泡双足。每天1～2次，可用于治疗小儿腹泻。

小儿流口水的足浴疗法

将15～20克明矾研末，放入浴盆中，用开水化开，再加入适量温水，使温度降至38～40℃，水量以浸没足背为宜（注意泡脚容器不宜过大，以恰好容下双足为宜），每天足浴1次，每次持续20分钟左右，连续2～3天，可治疗小儿流口水。

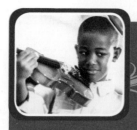

音乐疗法

音乐能改善人的生理活动及心理功能，故将采用音乐治疗疾病的方法称为音乐疗法。

音乐声波的声压和频率会引起人体生理上的反应。音乐的节奏、频率和有规律的声波振动，是一种物理能量，而一定的物理能量会引起人体组织细胞发生和谐共振现象，能使颅腔、胸腔或某一个组织产生共振，这种由声波引起的和谐共振现象，可以直接影响人的脑电波、呼吸节奏、心率等。

科学家认为，当人聆听优美悦耳的音乐之时，可以改善心血管系统、内分泌系统、消化系统和神经系统的功能，促使人体分泌一种对身体健康有利的活性物质，可以调节体内血液的流量和神经传导。另外，音乐声波的声压和频率会引起心理上的反应。良性的音乐能提高大脑皮层的兴奋性，激发人们的感情，改善人们的情绪，振奋人们的精神。同时有助于消除心理、社会因素所造成的焦虑、忧郁、紧张、恐怖等不良心理状态，提高应激能力。

将音乐作为治疗工具并加以有效利用，是由于音乐具备以下特性：

（1）音乐可提供直接抒发情感的方法；

（2）音乐具有多样性，适用范围广；

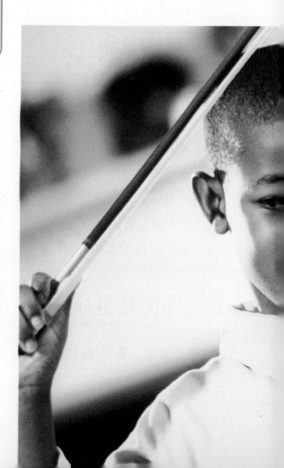

（3）音乐遵循一定的规律性从而使其结构化；

（4）音乐能满足人类美好的感受；

（5）音乐活动要求集中的精神机能；

（6）音乐是信息交流的工具；

（7）集体音乐活动时要求社会性；

（8）音乐并非通过智能过程，而是直接通过情感起作用；

（6）音乐活动容易带来自身爱好的满足；

（10）音乐可诱发躯体的运动。

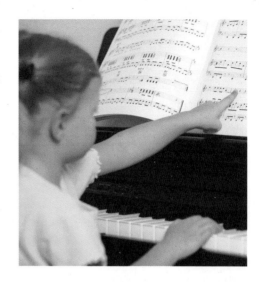

以上 10 项的特性对不擅长表达情感的儿童提供了适当方法：对语言不发达或缺乏的儿童可用音乐促进其交流；利用音乐特有的规律，促进儿童的认知发育，通过音乐活动去转化异常习惯及不良行为；对缺乏热情的儿童可启发其行为动机。

音乐疗法从 20 世纪后半期开始迅速扩展到小儿领域，特别是把音乐疗法治疗发育障碍作为发育疗法有较大扩展，在该领域处于先进水平的美国，行为疗法的引进极为发达。在日本，音乐疗法除用于治疗不同程度的小儿发育迟缓及孤独症外，还广泛用于不同程度的身体功能障碍适应困难和行为偏执的儿童。在现代社会，音乐疗法可能会发展为使患儿无痛苦、无恐惧、愉快及为其带来自然疗效的方法。

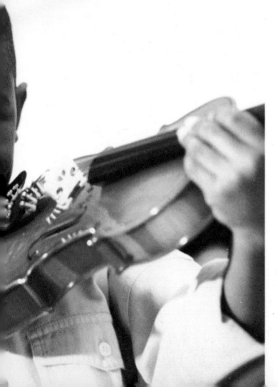

儿童孤独症的音乐疗法

近年来产生了一种专门针对有自闭倾向儿童的音乐诊疗法，疗法的主要内容有听世界名曲、猜乐曲主题、打音乐字谜、合奏室内乐。

自闭症患儿在语言和沟通、人际关系方面存在着很大障碍，不过儿童患孤独症的成因尚无定论，家长在生活中应该更多关爱孩子、加强双方沟通，才能及早发现孩子可能存在的问题并采取治疗。如果孩子到了3岁仍不能与大人沟通，家长就应该及时配合有丰富经验的临床心理学家治疗。而相比游戏治疗、家庭治疗、住院治疗等常规治疗自闭症的手段，音乐疗法是一种重要的辅助心理治疗手段，家长可以尝试让孩子多听明快的音乐，以便缓解儿童的抑郁心理。

一般来讲音乐疗法可分为主动和被动两种方式。

主动的音乐治疗是指自己创作音乐或配合音乐用肢体来表达情绪感受。有很多孤独症儿童一听到音乐，就手舞足蹈，陶醉在肢体的表达艺术之中。也可以给对音调特别感兴趣的孤独症儿童配合语言的教学，比如用一般的语调去教某些孩子说话，他们不肯模仿学习，可是如果用他们喜欢的音调来说就肯模仿学习说话。经由主动的音乐治疗活动，孤独症儿童对自己肢体活动和各方面能力的控制会增强，他们会陶醉其中而得到成就感。

就被动的形式而言，音乐可以通过歌唱和演奏呈现出来，也可以通过录音反复播放。反复听音乐对有些孤独症的患儿来说习惯了之后，就成为生活必备的一部分，当然这和孤独症固定行为特征有关。医生可以利用这样的特征，到该听音乐的时候不放音乐，患儿就会要求听音乐，以此增强疗效。有些孤独症患儿情绪不稳定的时候，可以用他喜欢的音乐使他的情绪逐渐稳定下

好妈妈手册

综合而言，对孤独症儿童来说，音乐可以起到稳定情绪的作用，音乐可以作为教导他们的很有效的增强物，音乐也可以作为配对学习、认知学习很重要的媒介，当然，音乐也可以是很重要的创作渠道，借此增强其控制自我的能力。总之，对部分孤独症儿童而言，音乐是其日常生活和治疗很重要的一部分。现在，很多医院都有相关的治疗孤独症的音乐曲目。因考虑到每个幼儿的发育和发展情况不同，故这里不作曲目推荐，家长可咨询专业医生再作考虑。

来。医生也可以让他听喜欢的音乐帮他稳定情绪之后，接着进行学习，在他适当地学习之后，音乐再出现，那样有利于牢记所学的内容。

儿童语言障碍的音乐疗法

> 针对智障儿童中有失语症状及语言障碍者，可以通过音乐治疗使他们恢复简单的语言能力，从而能与别人进行简单的对话交流。

可以说，音乐治疗就是通过音乐的方式来恢复、保持或改善个体的生理和心理健康，让个体的身心达到良好的改变。这样的改变是指个体通过接触音乐，对自身和环境有较大范围的开发，进而达到积极的社会适应。

而智障孩子们不能像健康儿童那样享有普通教育，没有或严重丧失人际交往和社会适应能力，应该是音乐治疗的对象。

经过不断的实践摸索，可以说用音乐来治疗这些智障儿童的语言障碍是一个非常好的选择，因为音乐与语言真的有共通的元素，如：语调的抑扬好比旋律的高低；言语的句法好比音乐中的分句分段；言语的节奏好比音乐的节奏；言语的轻重好比音乐的轻重等等，利用音乐元素发展语言，可同时刺激脑部不同区域，以弥补语言发展的不足。

因此，建议家长去专业医院作这样的治疗尝试，以早日给孩子带来健康和快乐，为他们日后的生活带来一些方便。

名家诊答

婴幼儿急救手册

家长常常表示，在很多情况下，他们担心在小孩需要急救的时候，自己会因为惊慌而不知道从何着手。

当然你可能会惊慌，但是即使慌了，你也可以控制它。关键是放慢动作。着急和匆忙反而会产生慌乱，但是如果你放慢动作，你会觉得比较镇定。这就是为什么在需要急救的紧急情况下，要做的第一件事必须是花5～10秒

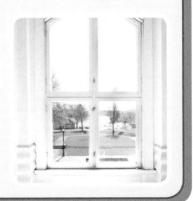

钟做检查。如此一来，你可以了解发生了什么事，以及需要做些什么：

看清楚造成伤害的原因是什么，危险是否仍然存在。

孩子是否失去知觉，如果是的话，记得急救的首要准则：先处理呼吸道、呼吸、循环。

孩子如果神智清楚，注意他的行为和反应是否灵敏，他的行为是否正常。

如果孩子够大了，问清楚发生了什么事，让他把受伤的部位指给你看。

但是如果他摔下来躺在楼梯边，动也不动而且没有声音，那他极有可能是受了重伤。这时候你可能做得最糟糕的事就是冲过去把他抱起来！

记住，假如你怀疑孩子（或是任何人）的颈部或脊椎受伤了，绝对不要去移动他。除非为了救他的生命，你不得不这么做！假如为了孩子的安全，或是为了处理呼吸道、呼吸以及循环的问题，你必须移动他，记得要全身一起移动，尽可能小心地扶着他的头、颈部和身体，不要让他的头朝任何方向转动或扭曲。尽量让他的头、颈部和身体保持在一条直线上。小心地把他的下巴往前拉或稍微抬起，以打开他的呼吸道，但是不要使他的头向后仰。

在你处理过孩子的呼吸道、呼吸和循环之后，接下来应该做的是，如果有

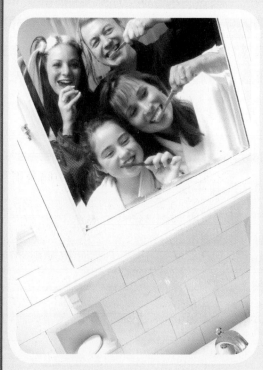

任何严重的流血，要用直接加压法来止血。对婴儿和较小的儿童来说，这一点尤其重要。要知道对成人而言没有太大影响的失血量，可能会使一个孩子休克，甚至死亡。

通常在严重受伤之后，最好不要立刻给孩子吃或喝东西，因为可能会导致后遗症。

遇到任何需要急救的紧急情况，你一定要立刻寻求医疗救援！如果可能的话，请别人帮你打电话求救，如此你才能留在孩子身边。要知道保持镇定，安抚孩子，这和其他任何的急救动作一样重要。

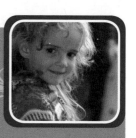

催眠疗法

催眠疗法是指通过言语暗示或催眠术使患者处于类似睡眠的状态（即催眠状态），然后通过心理暗示或精神分析来治疗疾病的一种心理治疗方法。

催眠疗法是指用催眠的方法使求治者的意识范围变得极度狭窄，借助暗示性语言，以消除病理心理和躯体障碍的一种心理治疗方法。通过催眠方法，将人诱导进入一种特殊的意识状态，将医生的言语或动作整合入患儿的思维和情感，从而产生治疗效果。患儿所具有的可暗示性，以及患儿的合作态度及接受治疗的积极性是催眠治疗成功的必要条件。催眠疗法可用于治疗遗尿、口吃等儿童不良行为，儿童退缩行为，儿童多动症，儿童品德问题。

温馨提醒：

特别需要注意的是，在用催眠疗法为婴幼儿治病时必须谨遵医嘱或在专业人士指导下方可进行，家长不宜擅自操作，以免发生不测。

催眠疗法简介

进行催眠治疗前，要向患儿说明催眠的性质和要求，把治疗目的步骤讲清楚，以便取得患儿的同意和充分合作。其次，要测试患儿的受暗示程度，这是催眠治疗成功与否的关键所在。测试受暗示性程度的方法很多，现介绍以下四种简易方法，测前告诉患儿要对他的神经系统进行测试：

1 测试视觉分辨力

在白纸上画一直径 4 厘米、间距 8 厘米的 2 个等大圆圈，中间分别写

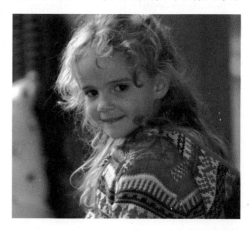

12 与 14（或 14、15）2 个数字。要患儿回答哪个圆圈大，若回答一样大得 0 分，若回答其中之一大者得 1 分。

2 测试嗅觉的灵敏度

事先准备好 3 个装有清水的试管，请患儿分辨哪个装有水，哪个装有酒精或醋。分辨不出得 0 分，挑出后 2 个的 1 个得 1 分，挑出 2 个得 2 分。

3 测试记忆力

给患儿看 1 幅彩色画，画的是 1 间房间内有 1 个窗户，还有蓝色的窗帘和 2 把椅子。30 秒后拿走彩色画。

治疗者可问以下几个问题：

（1）"房间里有 3 把还是 4 把椅子？

（2）窗帘是什么颜色，浅绿色的还是淡黄色的？

（3）房间有 2 个窗户还是 3 个窗户？"若回答与问话一致，则具有暗示性，每一问得 1 分，若回答与画面一致则得 0 分，此项测试可得 0～3 分。

4 测试平衡功能

令患儿面墙而立，闭上眼睛，平静呼吸 2 分钟后，治疗者用低沉语调缓慢地说："你是不是感到有点站不住了，是不是开始感到有点前后（或左右）摇晃，你要集中注意，尽力体验你的感觉，现在是不是有点左右（或前后）摇晃，左右（或前后）摇晃"，停顿 30 秒，重复问话 3 次后，要患儿回答，感到未摇晃者得 0 分，轻微摇晃者得 1 分，明显摇晃者得 2 分。

通过四种测试患儿可得 0～8 分，分数越高就表示患儿暗示性越强，被催眠的可能性就越大。

注意进行催眠治疗时，房内光线要雅淡，周围要安静，室温要适中。让患儿坐在舒适的沙发上。先调整呼吸，使之变得平静有规律，进而使全身肌肉处于放松状态。治疗者在一旁实施催眠时一般采用直接或间接两种方法。直接法是凭着治疗者的威信，

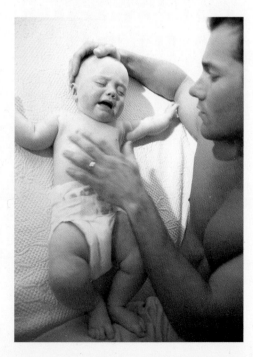

通过明确、简短、权威性的言语或轻柔地抚摸头部使患儿进入催眠状态。间接法是借助催眠药，或对面墙上发亮的灯光，或深沉单调的拍节器。一般催眠治疗多采用间接法。令患儿凝视或倾听催眠物，同时治疗者给予言语暗示，用低沉、单调、肯定、柔和的言语反复暗示，患儿愈来愈疲倦，眼皮越来越紧，开始变重了，然后再也睁不开了……随即暗示其全身都变得松弛无力了，患儿逐渐随着治疗者的暗示而进入催眠状态。

催眠状态的深度一般分为：轻度、中度和深度，现在逐一作一介绍。

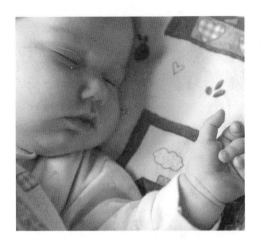

什么，患儿却只能记起催眠初期治疗者的言语和行动。

1 轻度催眠状态

患儿闭着眼睛、眼睑发僵，躯体肌肉处于松弛状态，思维活动减少，不能按治疗者的暗示行动，如治疗者暗示睁眼，却只能扬下眉毛，有时还会出现自动活动，事后患儿诉说他未睡着，周围发生的事都知道，就是不能也不想睁眼，只感觉全身舒适、沉重。

2 中度催眠状态

患儿瞌睡加深，皮肤感觉迟钝，痛阈值提高，表现得较为顺从。事后患儿说他突然睡着了，后来又醒了，询问治疗者对他说了些什么、做了些

3 深度催眠状态

患儿的感觉明显减退，对针刺不起反应，事后完全不能回忆起他在催眠中的言行，而实际上患儿在催眠过程中完全按照治疗者的指示回答和行动，故又称梦行。

小儿遗尿的催眠疗法

遗尿症患儿的内心通常都十分痛苦，他们除了感到恐惧、羞愧、自卑外，还要忍受父母的叱责和旁人的嘲笑；遗尿带来的精神负担反过来又成为导致遗尿的心理压力，从而形成连绵不断的恶性循环，使遗尿症更加顽固，难以治愈，临床甚至可见到大量的青年遗尿患儿。

催眠疗法只能用于治疗功能性遗尿，至于器质性疾病继发的遗尿症，必须首先治疗原发病症。由于功能性遗尿与精神因素有十分密切的关系，催眠则是调解心理障碍的有效方法，而儿童时期是进行心理治疗最有效的年龄层，所以催眠疗法的效果要远远高于其他疗法。

儿童期是一个人一生中接受能力最强的时期，儿童的感受力特别强，大人们（尤其是老师、医生等）所说的一切，在他们看来都是绝对真理，具有不容置疑的权威性。根据这一特点，儿童的行为缺陷，在催眠疗法的作用下，就会产生令人感到不可思议

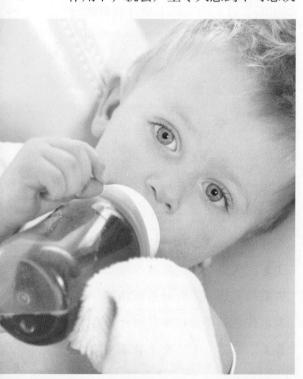

的神奇疗效。针对儿童感受力极强、暗示性极好的特点，催眠师使用催眠疗法治疗遗尿，不仅能纠正儿童的遗尿现象，而且能迅速改善他们的不良排尿习惯。在催眠实践中，治疗遗尿的成功率非常高。

小儿癔病性失明的催眠疗法

先让患儿安静地坐着或平静地躺卧数分钟，放松全身肌肉。然后利用节拍声，或用木棍木板接触额部，要患儿专心听或注意额上的"催眠器"，治疗者在一旁以低沉、单调、肯定的言语，反复暗示患儿："全身肌肉放松……全身越来越放松……越来越没劲……越来越想睡……越来越想睡觉。"当患儿表示头颈或四肢无力，自己也越来越想睡时，接着暗示下去："你的手也松得没劲了，动不了啦，你试试看。"如果患儿想举手却举不起来，就意味着患儿已进入催眠状态。当命令患儿举手，患儿不动，则是不合作的表现，不可视为进入催眠状态。对此，应终止催眠，或嘱患儿认真按要求再做一次。

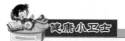

动物可当心理医生

对于儿童来说，动物具有相当大的亲和力，无论在什么环境下，许多儿童在看到动物后都会显得相当兴奋。可以组织在智力、情绪上有障碍或患有自闭症的儿童去动物园、昆虫馆游玩，让这些特殊的孩子能与动物进一步地接触，这对他们的康复会有帮助。

虽然动物无法和人交谈，可它们却是最好的听众。小动物对在智力、情绪上有障碍或患有自闭症的儿童有辅助治疗作用。

心理学家说，久病不愈的患儿常常处于抑郁状态，心理负担沉重，精神沮丧。倘若把小动物作为辅助治疗手段，就能转移他们对疾病的注意力，重新唤起他们积极生活的信心和勇气。

催眠的深度一般分为3级：浅度催眠、中度催眠、深度催眠。上面所讲的是浅度催眠，在此基础上可继续深化。暗示患儿"你现在觉得很安静……睡得好香……全身越来越轻松……很舒服……你的左手轻得往上飘……越飘越高……越飘越有劲……左胳膊也越来越有劲。"当患儿缓缓抬起左手，治疗者弯曲他的左臂，

感到有抗力，这说明患儿已进入中度睡眠。再度深化，暗示"现在你全身越来越轻松……双腿很轻……自己站起来走动"。若患儿缓慢站立并行走，是深度催眠即梦行的标志。

引导催眠的时间短的约3～5分钟，一般情况下需要10多分钟。半小时仍不能入眠者，停止催眠。有的人可在多次诱导后进入催眠状态。

当患儿进入催眠状态，便可进行治疗。治疗完毕，对患儿说："治好了……你安静睡吧……睡吧。"让患儿安静数分钟后，解除催眠状态。具体步骤是暗示患儿："现在治疗好了……你该醒来了……你会随着我数的数……头脑变得越来越清醒……数到9你会完全醒来。"治疗者便开始缓慢数数，1、2、3…并对患儿说："你现在越来越清醒了。"这时可见到患儿睁开眼睛，身体活动。有的患儿听一次数数醒不了，可数2～3次。一般都能醒来。再不醒者，可让患儿睡一会儿再叫，做脑电图等检查。催眠治疗幼儿癔病性失明有独特的疗效。越来越多的家长给幼儿选择应用此法治疗，也治好了相当一部分患儿。但是催眠施治有一定的技巧性，需要由专业医生进行施治。所以本文不作具体的指导，只作介绍。

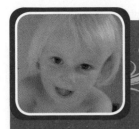

抚触疗法

抚触疗法是一种简便易行、安全有效的育儿护理新方法，不仅能增进母婴间情感的交流，而且还可以从多方面促进婴儿的健康生长，防治多种婴幼儿疾病。

古希腊、古埃及、古印度及古罗马都有通过抚触方式进行治疗和康复的历史记载。在中国古代，抚触也与针灸、内科医术一样，是一门独特的医疗技术。近代的抚触研究起始于1881年，柏林大学的教授对运动后的肌肉进行抚触的对比实验，结果发现接受过抚触的肌肉会很快地从疲劳中恢复过来。

温馨提醒：

需要注意的是，在用抚触疗法为婴幼儿治病时，应该遵从医嘱或在专业人士指导下方可进行，家长请勿擅自操作，以防发生意外。

20世纪40年代，有专家通过临床观察得知如果婴儿在出生后数周内经常得到母亲的抚触，便能促进呼吸及循环系统的发育，使婴儿的呼吸变得比较平稳，这是最早有关婴儿抚触的研究。20世纪50年代末，有一些学者发现，幼猴在无法与母猴接触时，就停止了对外界环境的探索，并导致其适应外界环境困难，对人类而言这种影响可能会延伸至婴幼儿期以后。上述发现为以后有关婴幼儿抚触的研究奠定了基础。

近年来，婴儿抚触疗法逐渐流行开来，很多国家和地区都有了相关的医疗机构。我国的婴儿抚触疗法也在逐步发展起来。

抚触疗法简介

关于抚触疗法，目前国内一般采用的是：国外通用法，即全身抚触方法；改良简易法，即对婴儿的头部、手腕、腹部与踝部进行抚触；此外还有改良简易法加经络抚触法，即在改良简易法的基础上增加了对脾经与肾经的抚触。有专家对以上三种方法进行了比较，结果发现与国外通用法相比，采用改良简易法，可以增强亲子关系和婴儿安全感，从而促进婴儿神经系统的发育，但对体格发育无明显加速作用。除此之外国内还衍生了第四种方法，即在采用抚触法的基础上加脊背捏提法。

抚触的作用及机理

胎儿在母体子宫里时，全身即被羊水广泛浸抚着，从而产生安全感。在自然分娩过程中，新生儿亦受到母亲产道收缩所带来的挤压这一特殊的抚触。当婴儿出生后，他们会感到原先所熟悉的那个狭窄而温暖的空间消失了，这时如果能给予抚触，就会使婴儿产生足够的安全感和依附感。

抚触能促进小儿体格发育

大量科学研究表明，抚触有助于婴儿体重的增长。头围身高的增长是婴儿生长发育的关键标志，大部分研究发现，抚触可以促进婴儿身高、头围的增长。据专家观察，两组早产儿在胎龄、出生体重、研究时的日龄及每天蛋白质和热量的摄入量均相同的情况下，接受抚触的早产儿体重增长明显高于没有接受抚触的那一组，超出早产儿理想的生长速度。说明在不

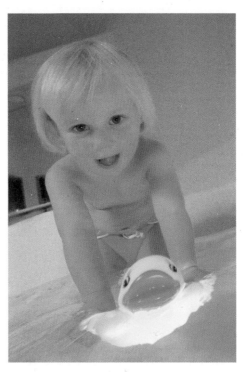

增加热量和营养摄入的情况下，抚触治疗对早产儿的体重增长、生长发育均有明显的促进作用。美国一个抚触疗法研究机构发现，每天接受抚触的早产儿体重增长的速度比未接受抚触的早产儿快，并且可以提前6天出院，这还意味着每位接受抚触的早产儿可以节省大量的医疗费。感染艾滋病或可卡因中毒的新生儿接受抚触后紧张感降低，运动功能提高，体重增加。治疗性抚触对消除婴幼儿肠绞痛、睡眠不宁和好动都有好处。同时抚触可减少婴儿焦虑及恐惧不安状态，改善睡眠，这些都有利于促进婴儿的生长发育。

抚触疗法注意事项

（1）抚触婴儿之前，要修平指甲，并且摘掉首饰。

（2）抚触前需温暖双手，将婴儿润肤液倒在掌心，先轻轻抚触，随后逐渐加大力度，以便婴儿适应。

（3）选择适当的时间进行抚触，当婴儿觉得饥饿、疲劳或烦躁时都不适宜抚触。

（4）抚触最好在婴儿沐浴后或给他穿衣服时进行，抚触时周围环境需保持温暖。

（5）应确保抚触时不受打扰，可伴放一些柔和的音乐帮助彼此放松。以每天 3 次，每次 15 分钟为宜。

小儿抚触疗法一

应按照下列顺序抚触婴儿：头部、胸腹部、四肢、背部、臀部。

1 头部抚触

第一节：双手拇指从眉心部位交替向上滑动，在前额中部停止。

第二节：双手拇指由眉心沿眉弓上缘分别向外滑动，在太阳穴停止，然后依次向上滑动至发际。

第三节：两手拇指由下颏中央分

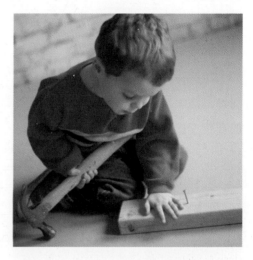

别向外上方滑动，在耳朵前面停止。

第四节：四指并拢，用指腹部从前额中央发际插入，向后经枕骨粗隆绕至耳后乳突处轻压后止，每完成 4 拍后在插入发际时外移一指，达到通过 5 次左右移动可抚触整个头部。

2 胸腹部抚触

第一节：示指中指并拢，用两指指腹（或手掌外缘）由肋缘下端腋中线部位经胸前向对侧锁骨中点滑动，两手交替进行，抚触时应避免接触小儿乳头。

第二节：右手四指并拢，由小儿右下腹向右上腹、左上腹、左下腹滑动，左手加半圈，即右上腹、左上腹、左下腹止。

3 四肢抚触

第一节：双手抓住小儿手臂近躯

干端，虎口向外，边挤边滑向远端（腕关节处），大拇指停留在小儿掌心处。

第二节：由近端向远端搓揉大肌肉群和关节。

第三节：双手拇指置于小儿掌心，两手交替用四指指腹由腕部向指头抚触手背。

第四节：双手拇指交替于小儿掌侧由腕部向四指根部抚触。

第五节：用拇指、中指捏住小儿手指，示指在上方起固定作用，由指根部捏向指头，每个手指做4次。

上肢做第一至第五节，下肢做第一、第二、第四节。

4 背部抚触

第一节：小儿取俯卧位，两手示指和中指并拢，在小儿背部脊柱两侧由上向下，滑向骶尾部。

第二节：两手拇指由脊柱两侧水平滑向两侧，每4次后向下移动一指距离，直至骶尾部止。

5 臀部抚触

两手掌心或大鱼际分别按住小儿臀部左右侧，向外侧旋转抚触4次。

小儿抚触疗法二

应按照下列顺序抚触婴儿：头部、胸部、腹部、四肢、手足、背部、臀部。

1 头部抚触

（1）首先两手拇指指腹从眉间向两侧滑动。

（2）两手拇指从下颌上、下部中央向外侧、上方滑动；注意让上下唇呈现出微笑状。

（3）一手托头，用另一只手的指腹从前额发际向上、后方滑动至后下发际，在两耳后乳突处停止，并轻轻按压。

2 胸部抚触

两手分别从胸部的外下方（两侧肋下缘）向对侧上方交叉推进，至两侧肩部，在胸部划一个大的交叉，注意避开婴儿的乳头。

3 腹部抚触

示指、中指依次从婴儿的右下腹向上腹、左下腹移动，沿顺时针方向画半圆，注意避开婴儿的脐部。

4 四肢抚触

两手交替抓住婴儿的一侧，上肢从腋窝到手腕轻轻滑行，然后在滑行的过程中从近端向远端分段挤捏。对侧及双下肢的做法相同。

5 手足抚触

用拇指指腹从婴儿手掌面或脚跟向手指或脚趾方向推进，注意要抚触到婴儿的每个手指或脚趾。

6 背、臀部抚触

以脊椎为中分线，双手分别放在脊椎两侧，从背部上端开始逐步向下抚触至臀部。

（1）婴儿取俯卧位，两掌分别于脊柱两侧由中央向两侧滑动。

（2）以脊柱为中线，将示指与中指并拢，由上至下滑动4次。

 名家诊答

溺爱会导致儿童自闭症吗？

患自闭症的孩子大多是从3岁左右开始的，专家指出，很多患自闭症的孩子并不是因为缺乏爱、没有人关心而患病的，而是因为家长对孩子爱得太深，过分满足和保护孩子，从而抑制了孩子语言、行为的正常发展而导致的。

例如，很多家长看到孩子将手指向某一物品，就立即拿给他，而不是让孩子自己动手，这样其实对孩子的正常成长不利。1～2岁之间是孩子语言形成的最好时机，这时他们最渴望得到启发式教育，家长应想方设法刺激孩子的语言形成。正确的处理办法应是，当孩子将手伸向某件东西时，应告诉他所指的东西是什么，再问他要这个干什么，多给予孩子一些语言方面的刺激及交流，这样才能激活孩子的语言天赋。

过分满足孩子，会使孩子既不需要动手，也不需要动口，慢慢孩子会感觉什么都不必做，不用说话就能满足需求，没有语言刺激，没有语言交流，逐渐地就失去了对语言的敏感，慢慢地就会沉浸到自己一个人的世界里。对于一个1～2岁的孩子，反复对他说一个词两三遍，孩子可能就会说出这个词；而对于一个患上自闭症的孩子，需要向他重复说千遍甚至万遍以上，孩子才有可能张口说出这个词。因此为了孩子的健康着想，请您千万不要过度溺爱孩子，以免他们沉浸到自我的世界之中，患上自闭症。

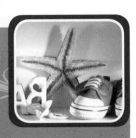

心理疗法

心理疗法又称为"心理治疗""精神治疗",是保持心理健康,科学防治各种心理疾病的手段和方法。

心理疗法简介

心理疗法的总目标是改变一个人心理失常的人格。在运用心理疗法时要对心理疗法充满信心,要坚持不懈地治疗下去,持之以恒。心理疗法可以分为两种:一种是心理分析治疗法。此法以外显症状作为线索,来探求追查患儿内心深处所潜藏隐伏的心理问题,患儿本人了解并接受这种隐私的病因后,心理失常就可以解除。另一种是行为治疗法。这种方法以心理失常患儿表现于外部的、失常行为的外显特征作为治疗的目标,给予直接治疗。当某一种方法收效不明显或看不出什么显著效果时,不妨改用另一种方法。也可以两种方法同时使用或交替使用。当你扮演"医生"的角色,对亲人或朋友进行心理治疗时,最重要的是要让对方对你产生亲切感、信任感。下面具体介绍几种常见婴幼儿疾病的心理疗法。

温馨提醒:

需要注意的是在采用心理疗法为婴幼儿治病时,应该遵从医嘱或在专业人士指导下进行,家长请勿擅自操作,以免发生不测。

儿童多动症的心理疗法

儿童多动症是一个慢性、长期的心理障碍问题,克服多动症儿童

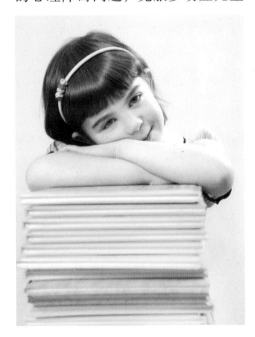

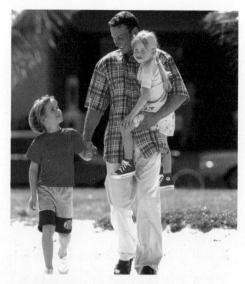

心理障碍的基本方法是心理治疗，儿童多动症的心理治疗主要包括以下4个方面：

1 兴趣要保留

多动症儿童不愿意学习，父母很伤脑筋。殊不知，正是由于父母的斥责很多孩子的学习积极性才逐渐减退的。要知道，学习这一行为首先是天生的好奇心所引发的。比如说，父母正在专心致志地打牌或看电视，孩子往往不管这些，问："天上有多少颗星星？""不知道。""月亮为什么不掉下来呢？""滚！滚蛋！"这样三番五次地得不到应有的答复，孩子的探索行为渐渐地就会受到抑制。幼儿由于自我意识尚未健全，理性思维不成体系，主要凭借自我感觉来认识事物，

他会误认为大人不喜欢小孩子问问题，进而觉得爱问问题不是好小孩，久而久之便不再发问了。因此保护多动症儿童的兴趣就显得非常重要。

2 情绪要稳定

多动症儿童的神经紧张，情绪易变，其中一个原因是部分父母、教师喜怒无常，总是冲着孩子大叫大嚷。许多家长训斥孩子时往往由着自己的性子大发脾气，想发就发，没有什么规律可言，孩子摸不清规律，搞不清状况，感到莫名其妙，惶惶不可终日。长此以往，孩子可能成为大人的翻版，容易冲动、急躁，甚至会经常感到恐惧、焦虑。

3 注意力要集中

多动症的主要心理机制是注意力难以集中，无法专心阅读、书写、听讲、思维，从而形成学习行为障碍。注意力难以集中的原因是多方面的，但家庭、社会教育则是最重要的原因，教育孩子时应该注意不要粗暴地干涉和训斥。

4 心理训练

（1）神经肌肉稳定性训练单腿站立，结合孩子上学情况争取每天中午、

下午做2次练习,记录每次站立时间,经过服药、锻炼,将孩子的站立时间增加到 10 ~ 15 分钟即可。长期坚持训练,将有助于形成新的神经反射机制,增强孩子的稳定性、耐受性。

(2)心理稳定性训练记住不要随意答应或否定孩子的要求。大人会经常碰到孩子各种各样的要求:"我要上公园!""我要买玩具!""我要吃冰激凌!"……若任意满足,孩子就会变得越来越任性,并加重大人的经济负担;若从不满足或极少满足,孩子则会变得忧郁、焦虑。

适当的办法是定时满足,即根据经济情况,或每月 1 日、15 日满足一次,或每周末,满足内容由孩子自由选择。大人守信,保证兑现,孩子就会心情愉快,就会尽量努力去学习,养成良好的学习习惯,按时完成学习任务。家长既不能歧视、责骂或殴打患儿,也不能以"病"为借口而过分迁就,使他们变得更加好斗和任性;既要耐心教育,又要严格要求。另外家长要主动与学校老师保持联系,彼此反馈信息,共同促进患儿的康复。

儿童抽动秽语综合征的心理疗法

抽动秽语综合征又称多发性抽动症,是近年来发病率比较高的一种儿童行为障碍综合征,多见于 4 ~ 12 岁的儿童,尤其以 7 ~ 8 岁的儿童发病率最高,男孩多于女孩。

本病以多发性运动性抽动为主要特征,患儿主要表现为面部、躯干部、四肢肌肉不由自主地反复抽动,有的还会出现形态怪异的复合性运动抽动,容易反复发作或伴有猥秽语言及喉部异常发音。如能及早发现,给予药物及心理治疗,一般预后都比较好。如果处理不当,症状会逐渐加重,长期发展则会影响记忆力和正常的学习生活,有的会导致多种心理行为异常,甚至可能发展为其他精神疾病。可以适当地告诉孩子一些与疾病有关的知识,避免孩子产生自卑心理,帮助孩子树立战胜疾病的信心。还要合

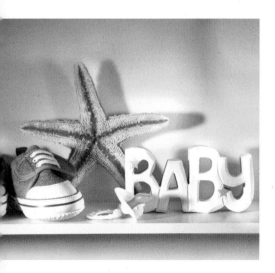

理安排好孩子的日常生活，使孩子心情放松，不会出现过度兴奋和紧张。另外，家长一定要有耐心，当孩子出现抽动、秽语等表现时，不要直接训斥、制止，最好的方法是把孩子的注意力引导过来，转移其兴奋点。

儿童偏食的心理疗法

> 这是最根本的矫正儿童偏食的方法，最好由家长和老师共同努力，使用好以下方法：

1 亲身体验法

鼓励孩子做餐前服务，家长、老师可以利用他们好动、好奇的天性，让他们帮忙摆桌椅、分碗筷、端饭菜，甚至还可以在做菜时让他们帮忙洗菜、拿佐料。在做饭的过程中，要让孩子充分发挥自身的创造力，面对自己参与创造的劳动成果，孩子自然会胃口大开。

2 理想激励法

每个孩子都有着美好的理想，家长、老师要因势利导。例如看到电视上的体操运动员时，可以对孩子说："你看，这些体操运动员的身体多

棒，因为他们经常吃白菜、胡萝卜、鱼和肉，你长大了若想像他们一样结实，那你就要从现在起开始吃这些菜呀！"

3 榜样示范法

家长、老师应以身作则，不挑食、不偏食，要带着孩子吃，吃饭时对每种食物都要表现出很喜欢、很满意的神情。同时，因为幼儿最喜欢得到别人的称赞，这样就可以在挑食、偏食的孩子面前，大大称赞不挑食、不偏食的孩子，从而使孩子因羡慕而积极地效仿。

4 营造气氛法

要善于营造就餐时的快乐气氛，使孩子心情愉快，乐于进食。不管是什么原因，家长、老师切忌在孩子进餐时责骂、恐吓或以其他方式惩罚孩子，影响其食欲。

5 抑制兴趣法

应全面了解偏食孩子的心理需求，当他不肯吃某种食物时，就不许他做他最感兴趣的事情，如逛动物园、看动画片等，这样孩子就会勉强自己吃下原本不愿吃的食物，长此以往，自然能收到成效。

言语疗法

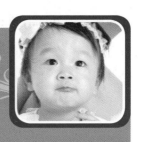

失语症是由于大脑器质性损伤引起的语言表达能力的丧失或受损，表现为多方面的功能障碍，通过言语疗法可有效治疗儿童失语症。

言语发育迟缓是儿童在发育过程中的语言表达能力落后于正常儿童的状态，是一种言语学习障碍。失语症的言语治疗应在脑损伤急性期已过，病情稳定，能够耐受集中治疗至少 30 分钟时开始进行。发病后 3～6 月为治疗失语症的最佳时间。治疗时采取一对一的训练方式，采用中国康复研究中心失语症检查方法对失语症进行评定，并对检查数据进行系统分析，再结合实物、图片、录音等多种方式对患儿的理解、自发语、命名、复述、阅读、运用、书写、结构等方面进行针对性的训练，适用于脑血管病、脑肿瘤、脑外伤、脑组织炎症等原因引起的不能用口语表达、少语、口吃、言语错乱、答非所问、理解能力的丧失、不能正确命名、言语不流畅等各种失语，疗效较为显著。

现结合国内外研究成果，拟定下列训练方法治疗失语症，建议以此为根据进行练习，长期坚持可收到一定疗效。

松弛肌肉疗法

通过放松肢体的肌肉可以使咽喉部肌群相应地放松。

引导患儿像练习气功一样做身体放松运动。取站立位或仰卧位，双手放在身体两侧，练习做有规律的腹式呼气时鼓腹，吸气时吸腹呼吸。每天起床时和临睡觉前各练习 10 分钟。

呼吸疗法

（1）坐姿：要求坐姿端正。

（2）自主呼吸：尽量延长呼气时间，鼻吸气嘴呼气。

（3）呼吸短弱：取仰卧位或坐位，吸气时按压腹部，帮助增加膈肌的运动。可安排在做游戏时进行，每次做 4 分钟左右。

（4）增加气流：吹泡泡糖、气

下篇　婴幼儿疾病的物理疗法

球、纸条、风车、乒乓球、口琴等。

（5）增加肺活量：双臂举起时吸气，放松时呼气。或每天做跑楼梯、跑步等运动15分钟左右。

发音器官运动疗法

1 发音器官促进训练

大人给儿童做口腔外抚摸。用大拇指按揉双侧颊车、廉泉、人中等穴位。一边抚摸双侧颊车穴，一边练习发 a、ba、da、fa、ma 等音；接下来一边抚摸廉泉穴，一边练习发 o、do、mo、po、wo 等音，可做以下运动来训练儿童的发音器官。

（1）下颌运动：张口、闭口，下颌前伸或左右侧移。

（2）嘴唇运动：闭唇、噘嘴、鼓腮等。一边做游戏让儿童抚摸大人的嘴，一边引导儿童模仿鼓腮动作。

（3）舌头运动：舌头前伸、后卷、左右摆动、环形"清扫"。

（4）交替运动：颌：张口、闭口；唇：前噘、后缩；舌：伸出、缩回、左右摆动。

（5）软腭运动：用力叹气，发a、da、ma、pa、ni、si、shu 等音。

2 神经肌肉运动训练

（1）感觉刺激：刷口腔内上下、左右黏膜，用牙刷左右刷舌头上面整个面、下边，舌尖，刷15～20分钟。刷完后，让儿童用嘴唇抿住牙刷圆形处。这样可以改善儿童的饮食习惯。

（2）抵抗刺激：咬肌、舌肌等做抵抗阻运动。用牙刷压抵舌尖（向上或向下）。

（3）牵拉刺激：牵拉舌肌，诱发更剧烈的收缩，接着用牙刷轻轻拍打舌肌。

（4）压力刺激：用牙刷对舌骨、舌肌施加压力。

发音疗法

1 发单元音

（1）"a"发音提示：嘴张大，舌放平，位置保持最低，注意不能圆唇，嘴唇要形成自然状态。

（2）"o"发音提示：嘴微微张开舌头后缩，舌位半高，声带颤动，圆唇。

（3）"e"发音提示：舌位靠后，嘴角向两边展开，声带颤动，注意不能圆唇。

（4）"i"发音提示：舌面隆起的部分在前，舌位最高，开口很小，上下牙齿对齐，嘴角向左右展开，声带颤动，注意不能圆唇。

（5）"u"发音提示：舌头后缩，

舌根抬高，嘴唇收拢得又高又圆，向前突出。注意声带颤动。

（6）"u"发音提示：舌位靠后，嘴角向两边展开，舌面隆起，嘴拢圆。注意声带颤动。

2 发声母

（1）"b"发音提示：双唇紧闭，憋住一口气，然后突然张嘴，气流冲口而出，不送气，声带不能颤动。

（2）"p"发音提示：双唇紧闭，阻碍气流，然后突然张嘴，用力将气流喷出来，注意声带不能颤动。

（3）"m"发音提示：双唇紧闭，软腭下降，气流从鼻孔透出，注意声带不能颤动，注意发出的声音应该比较响亮。

（4）"f"发音提示：上齿咬着下唇，让气流从唇齿之间的缝隙中摩擦喷出，注意声带不能颤动。

拟声疗法

青蛙怎么叫？呱、呱、呱……
火车怎么叫？呜、呜、呜……
小鸡怎么叫？叽、叽、叽……
小狗怎么叫？汪、汪、汪……
小猫怎么叫？喵、喵、喵……
小鸭怎么叫？嘎、嘎、嘎……
小羊怎么叫？咩、咩、咩……
让患儿一边模仿上述各种声音，

一边随着声音行走和跳跃。

辅助疗法

让儿童触摸自己或家长的喉部的振动来感受发音。

发音时把手放在嘴的前面来感受发出的气流。

发音时家长应该缓慢地移动手指，让儿童跟着模仿，学习如何控制气流。

舌位变更疗法

练习发 e、i、u 等音，再与 b、d、m、p、t、s 等音配合练习，可使后倾舌头前移；练习发 a、o、e、u 等音，练习发 k、g 等舌根音与上述舌后元音构成的字或词，可使前倾舌头后移。

图片词汇刺激疗法

（1）选择一些与训练主题有关、儿童容易学会看懂的词汇图片指导儿童学习。

（2）家长拿出一张图片，引导儿童说出图片的名称。

（3）家长蒙住图片的大部分，让儿童猜出图片的名称。

（4）将图片放入信封或书包，让儿童摸出一张并说出名称。

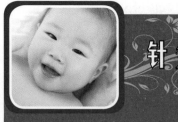

针灸疗法

针灸疗法是一种有着悠久历史的疗法，包括多种针法和灸法。针灸疗法可用于治疗遗尿、哮喘、泄泻等多种婴幼儿疾病。

小儿针灸疗法所用经穴基本与成人相同，但小儿接受针刺的依从性较差，故一般采用速刺、浅刺的方法，不常留针和深刺；小儿灸治常采用艾条间接灸法，艾条要与皮肤保持适当距离，以皮肤微微发热、发红为度。

小儿针法除体针外，还常用头针、耳针、腕踝针，这些针法以经络学说、神经学说为理论指导，分别于头部、耳朵、腕踝取穴，施针方便，不受季节限制。激光穴位照射更免除了金属针刺，无损伤、无感染、无痛苦，应用日益广泛。

刺四缝疗法是小儿针灸疗法中常用的一种。四缝是经外奇穴，位于示指、中指、无名指、小指四指中节正中点，是手三阴经经过之处。针刺四缝有通畅百脉、解热除烦、调和脏腑的功效，可将皮肤局部消毒后，用粗毫针或三棱针针刺，刺后挤出少许黄白色黏液，每天 1 次。下面介绍几种常见婴幼儿疾病的针灸疗法。

温馨提醒：

特别需要注意的是，因为婴幼儿体格发育尚不完全，所以在采用针灸疗法为婴幼儿治疗时必须遵从医嘱或由专业人士指导进行，家长切勿擅自操作，以防发生不测。

小儿遗尿症的针灸疗法

小儿遗尿症的临床表现为睡眠时不由自主地尿床，轻者每周 1 ~ 2 次，

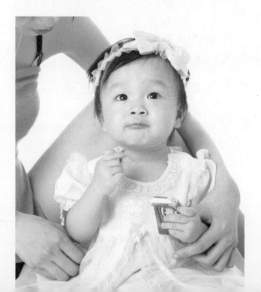

1夜1次；重者每夜1次或1夜数次。患病时间长的还可能表现为食欲减退，精神不振以及萎黄消瘦等全身症状。

1 针 刺

常用穴位是三阴交、关元、气海、肾俞、膀胱俞。每天治疗1次，每次留针20～30分钟，10次为1个疗程，2个疗程间宜休息1～2天。

2 艾 灸

点燃艾条后熏灸关元、气海、三阴交、肾俞、膀胱俞穴，每次治疗30分钟，10次为1个疗程。

3 耳穴压豆法

常用耳穴是脾、膀胱、皮质下、肾、肺。用磁珠贴在上述穴位上，每天按压3～5次，3～5天治疗1次，5次为1疗程。

另外，在治疗期间应注意让小儿白天不要过于疲劳，睡前不要喝过多的水，家长要积极配合治疗，定时叫醒患儿小便，促使患儿早日康复。

小儿哮喘的针灸疗法

哮喘是小儿时期一种常见的以发作性的呼气延长，哮鸣气促为特征的

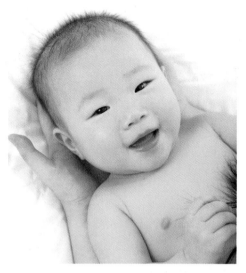

肺部疾患。哮必兼喘，故通称哮喘。本病常反复发作，在春秋两季的发病率较高，每因气温骤变而诱发，发病时间以夜间和清晨居多。病程越长，对患儿机体影响越大。随着小儿生长发育的逐渐完善，发作次数可逐步减少，以至痊愈。祖国医学认为哮喘的发病和以下因素有关：

（1）外在因素：气候改变，寒温失调，接触异物，过食生冷，是导致哮喘发作的重要条件。

（2）内在因素：肺、脾、肾三脏不足，痰饮留伏，是导致哮喘发作的主要内在因素。

此外，由于小儿哮喘常呈家族性，即患儿家属中可能有数人患有哮喘病，哮喘的发作受一定遗传因素的影响。

总之，哮喘的发病，是由于外来

因素作用于内在因素的结果。所以本病发作的关键在于痰饮久伏，遇到诱因便开始发作，进而反复不已。哮喘发作时，则气因痰阻，痰随气升，相互作用之下以致阻塞气道，肺管因而狭窄。气机升降不利，以致气息喘促，呼吸困难。同时，气体的出入，又反复引触停积之痰，因而产生哮鸣之声。

以针灸疗法治疗小儿哮喘，可在发作期，取天突、定喘、内关穴。缓解期，取大椎、足三里、肺俞、关元、肾俞、脾俞穴。咳嗽痰多者，加膻中、丰隆穴。每次取 3 ~ 4 穴，轻刺加灸，隔日治疗 1 次。在好发季节前宜做预防性治疗。

小儿泄泻的针灸疗法

> 泄泻以大便次数增多、粪质稀薄或如水样为主要症状表现，是小儿最常见的疾病之一，多发于 2 岁以下的婴幼儿。年龄愈小，发病率愈高。本病虽一年四季均可发生，但以夏秋季节较多，南方冬季亦可发生，且往往引起流行。

小儿脾胃虚弱，无论内伤乳食，还是感受外邪或脾肾虚寒，均可导致脾胃运化功能失调而发生泄泻。发病

之后，易耗伤气液，如治疗不当则可转成慢性，出现伤阴、伤阳或阴阳两伤等病症，甚至可能因气脱液竭而死亡。迁延不愈者，可引起营养不良，影响小儿正常的生长发育，成为疳证。故小儿泄泻在临床上较成人多见，其症状表现也比成人复杂，预后情况也比成人严重。

治疗泄泻以运脾化湿为基本法则。实证以祛邪为主，根据不同的证型分别施以祛风散寒、消食导滞、清热利湿的疗法。虚证以扶正为主，分别施以补脾温肾、健脾益气的疗法。泄泻变证，分别治以益气养阴、酸甘敛阴、护阴回阳、救逆固脱的疗法。本病除内服药物治疗外，还常使用推拿、外治、针灸等法治疗。

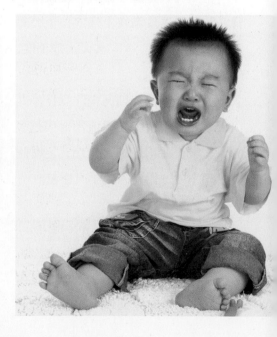

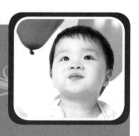

刮痧疗法

刮痧疗法是用刮痧板蘸刮痧油反复刮动，摩擦患儿某处皮肤，以此治疗疾病的一种方法，实践证明，刮痧对多种婴幼儿疾病都有着显著的疗效。

刮痧原理是根据中医十二经脉及奇经八脉，遵循急则治其标的原则，运用特定手法给予经络以强烈刺激，使局部皮肤充血发红，从而起到解毒祛邪、清热解表、醒神救厥、健脾和胃、行气止痛的效用。

刮痧有其特定的工具——刮痧板，刮痧板多由水牛角制成，形状为长方形，边缘钝圆。背部刮痧患儿应取俯卧位，肩部刮痧则应取正坐位。刮拭后会出现青紫色出血点。注意在为婴幼儿刮痧时，应选用钝而薄的瓷制品，如瓷杯、瓷汤匙等，蘸以润滑剂（植物油或水），在身体某一部位的皮肤上反复刮划，使局部皮肤出现紫红色痧点，是一种外治法。实际操作时先将皮肤用温水湿润，操作者右手拿刮具，在植物油或水中蘸湿，边蘸边刮。因为婴幼儿皮肤细嫩，所以应用此法治疗时，可改用间接刮痧法，即在刮痧部位，放一块大小适宜

的干净布条，在布条上刮划。注意有出血性疾患儿禁止刮痧。如小儿食滞，可进行刮痧。

实践证明，刮痧对于治疗多种婴幼儿疾病都有着良好的功效，现特介绍几种常见婴幼儿疾病的刮痧疗法。

温馨提醒：

需要引起注意的是，在采用刮痧疗法为婴幼儿治疗时，必须谨遵医嘱或在专业人士指导下方可进

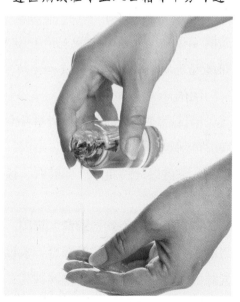

129

行，家长切勿擅自操作，以免发生意外。

小儿疳积的刮痧疗法

> 小儿疳积即为小儿营养不良症，属于一种慢性营养缺乏性疾病。疳积多发生于3岁以下婴幼儿。临床初期有不思饮食、恶心呕吐、睡眠不实、腹胀或腹泻等症状；继而可见烦躁好哭、习惯俯卧、手足心发热、午后两颧部发红、小便如淘米水样、大便时干时溏等症状；长期发展下去则出现面色苍黄、机体消瘦、头发稀少如穗状、头大颈细、肚脐突出、腹部胀大、精神萎靡不振等症状。

刮拭穴位：脾俞、胃俞、中脘、天枢、章门、气海、鱼际、四缝（经外奇穴）、足三里。

刮拭方法：补泻兼施。

刮拭顺序：先刮背部脾俞至胃俞穴，再刮腹胁部中脘、天枢、章门、气海穴，然后放痧鱼际、四缝穴，最后刮足三里穴。

治疗原则：中脘、脾俞、章门、胃俞为俞募配穴，可健脾和胃；天枢穴疏通胃肠积滞；气海穴健脾理气；鱼际穴放痧可清热宣肺；四缝穴为治疗小儿疳积的有效穴位。

小儿流涎的刮痧疗法

小儿流涎俗称流口水，是婴幼儿常见的一种症状。多见于5岁以内婴幼儿，少数患儿可因出牙或口腔溃疡而诱发。长期大量唾液外流则会诱发局部湿疹。本症多由脾失健运，脾胃不和，水湿上犯所致。一般以5岁以下婴幼儿口角常流口水为主要症状表现。

刮拭穴位：脾俞、中脘、合谷。

刮拭方法：补法。

刮拭顺序：先刮背部脾俞穴，然后点按腹部中脘穴，最后点按合谷穴。

治疗原则：脾俞穴补脾胃健运水湿；中脘穴升提脾气去湿化浊；合谷穴活血通络除积滞。

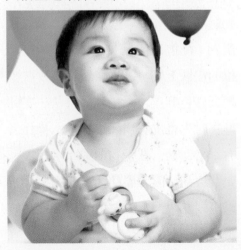

小儿中暑的刮痧疗法

中暑是因夏季暑热侵袭，致邪热内滞，体温调节功能失常，因而发生的急性病变，根据不同临床表现可分为阴暑、阳暑。若头痛、头晕、懊恼、呕吐、恶心者称"伤暑"；猝然昏倒者称"暑厥"，同时出现抽搐者称"暑风"。

小儿中暑时，最初症状表现就是发热，体温可达38～39℃，严重者甚至可高达41℃，中暑患儿体温越高，持续时间越久，预后就越差。因此，迅速降温是治疗中暑的关键。此外还可采取刮痧疗法。

刮拭穴位：风府、哑门、大椎、背部膀胱经、内关、合谷。

刮拭方法：补泻兼施、大椎穴放痧。

刮拭顺序：先刮风府、哑门穴，然后用三棱针放痧大椎穴，再刮背部膀胱经，最后刮前臂内关、合谷穴。

治疗原则：风府、哑门穴醒脑开窍；大椎穴属督脉经穴，为诸阳经交会穴，可通阳泄热；配合谷穴背部膀胱经可疏泄阳明、解暑清热；内关穴清心除烦和胃、降逆止呕。

▶ **给您支招**

儿童佩带香袋可预防感冒

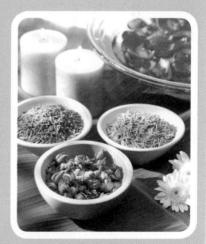

佩带香袋又称香佩疗法，其实是中医外治法中的一种，是中医学宝库中一颗璀璨夺目的明珠，值得我们继承与发扬。每逢冬春之交，很多大人都会给小孩在脖子上挂些小玩意儿，有蚕茧做的雄鸡、老虎等小动物，有丝绸或布料做的三角粽、如意袋等，挂在脖子上的香袋，散发出芳香宜人的气味，令人为之陶醉不已。

香袋散发出的香味有健身防病、祛邪辟秽的功效，还可以使蛇虫远而避之，不敢来侵扰。

小儿机体免疫功能尚未发育完善，抵抗力一般都很差，很容易生病，特别容易患上呼吸道感染，而挂香袋对此能起到预防作用。有人对香袋的预防作用进行研究，即在感冒流行时，将健康人分成两组，一组挂香袋，另一组不挂香袋，彼此作为对照组，结果发现，挂香袋的人感冒发生率约为20%，未挂香袋的人感冒发生率约为72%，两组感冒发生率有着显著差异。研究表明，香袋中的药物并无直接杀死细菌和病毒的作用，那么为什么能够预防感冒呢？原来香袋中的药物散发出的芳香气味，能刺激人体呼吸道（包括鼻腔、咽喉、气管、支气管黏膜）产生分泌型免疫球蛋白A，而这种物质对细菌、病毒有较强的杀灭作用，使这些微生物在上呼吸道黏膜上不能成活，从而大大减少患感冒的机会。

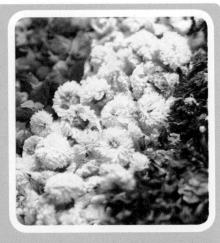

预防感冒的香袋可按以下配方制作：

方一，雄黄 20 克，山奈 100 克，冰片、樟脑各 10 克。

方二，白芷、苍术、川芎、零陵香各 50 克。

方三，菖蒲 80 克，雄黄 60 克，桂皮 50 克，朱砂 20 克。

方四，佩兰、桂皮各 50 克，高良姜 150 克，冰片 20 克。

方五，冰片、薄荷脑各 2.5 克，山奈、丁香、雄黄各 3 克，砂仁、蔻仁各 5 克。

方六，高良姜 2 克，丁香、冰片各 3 克，桂枝、佩兰各 5 克。

以上配方可任选一例，药料用量可根据人数、装袋数按比例增加，共研细末，过筛之后装入布袋，每袋装 10 ~ 15 克药末，给孩子佩挂在脖子上，或用别针固定于衣襟，香袋距离鼻孔越近则效果越佳，布袋中药末每 10 天应更换 1 次，以保持药效。

在冬春感冒好发季节佩挂这种香袋，孩子们定会受益匪浅，感兴趣的读者不妨一试。

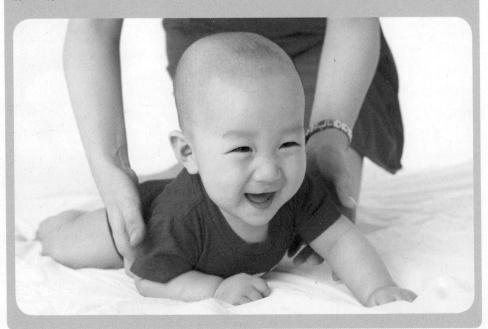